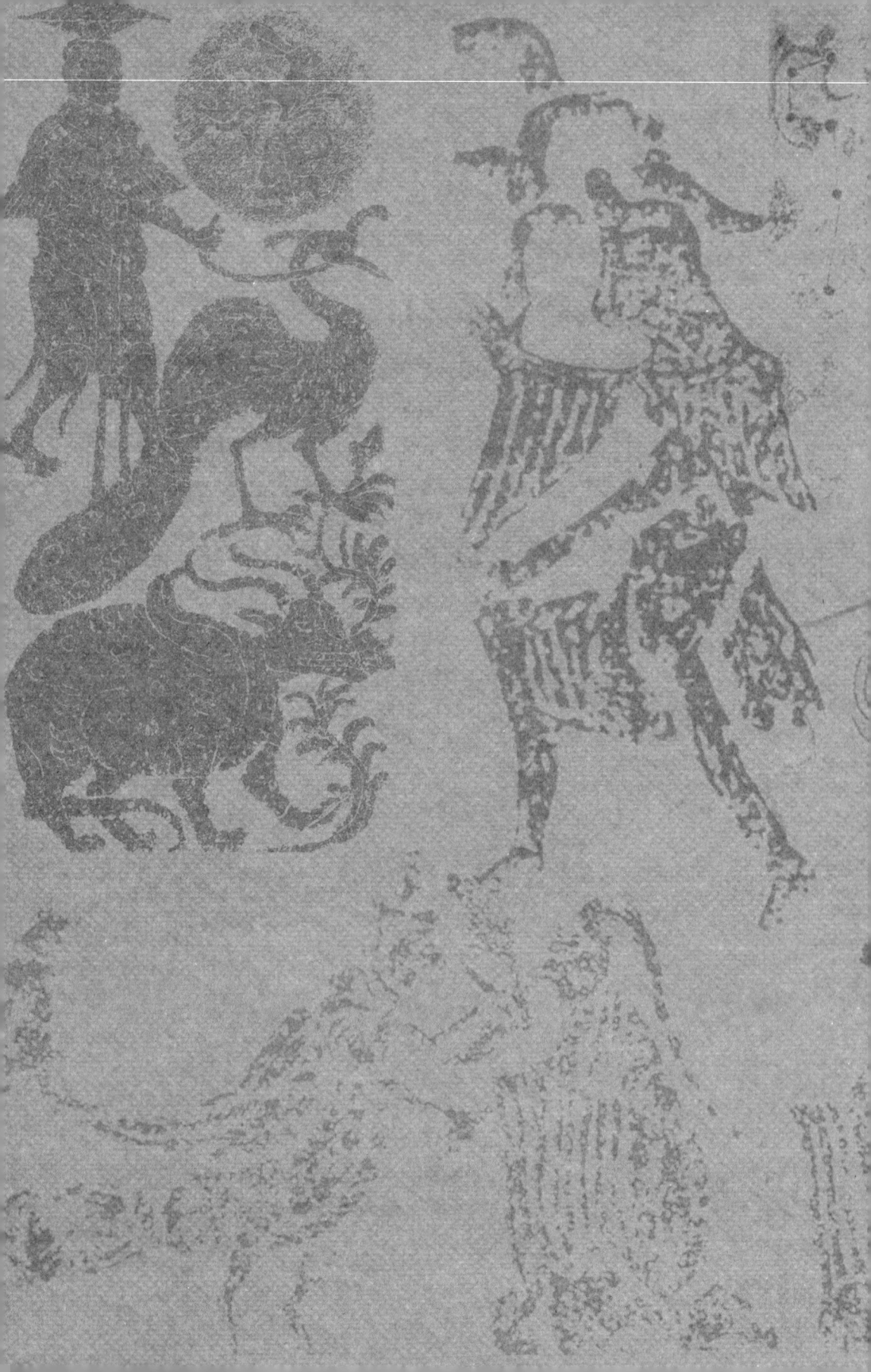

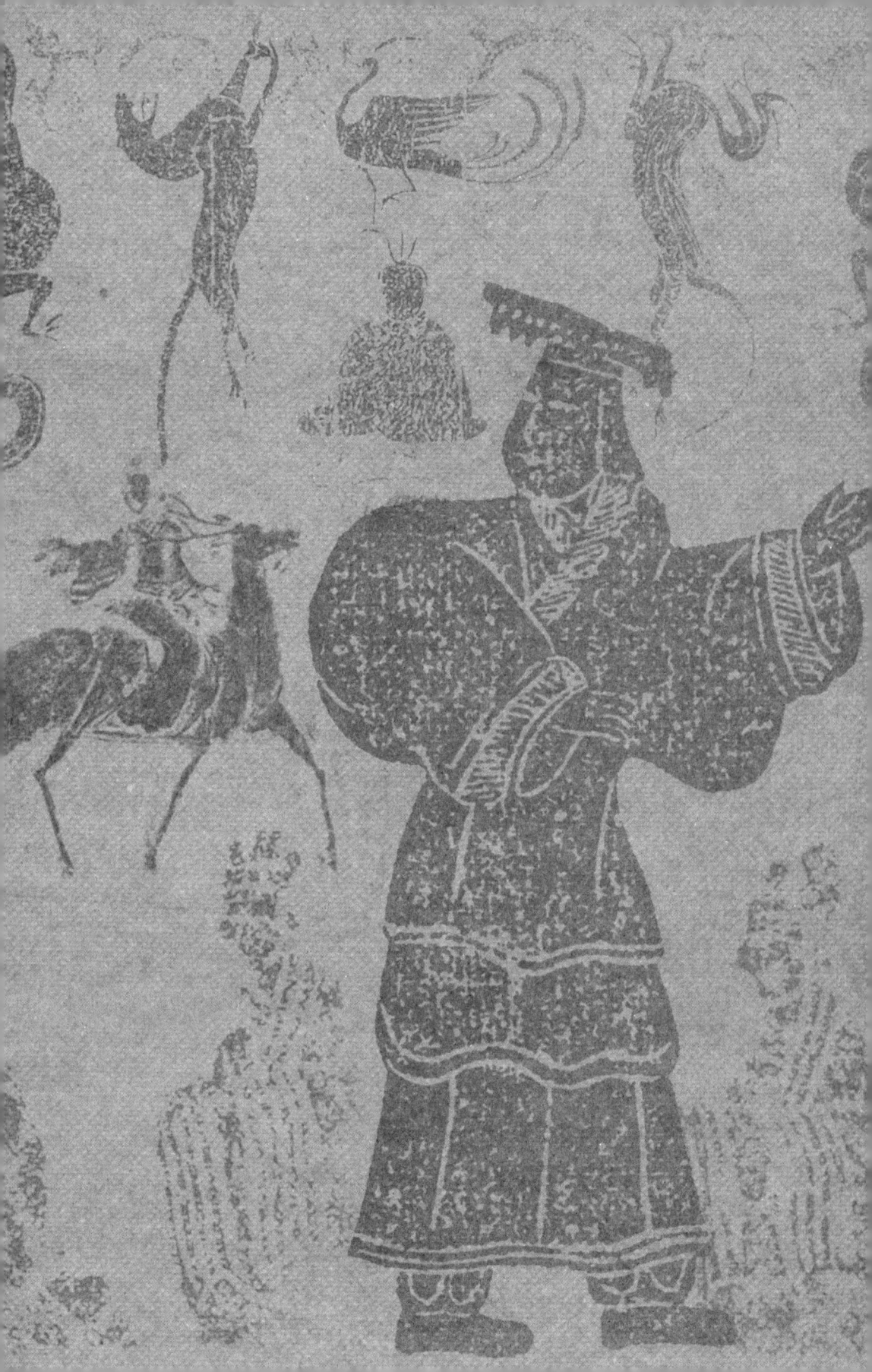

中国古医籍整理丛书

温热病指南集

清·陈祖恭　著

郭选贤　张华锴　校注

中国中医药出版社

·北　京·

图书在版编目（CIP）数据

温热病指南集/（清）陈祖恭著；郭选贤，张华锴校注．—北京：中国中医药出版社，2015.12

（中国古医籍整理丛书）

ISBN 978 - 7 - 5132 - 2957 - 9

Ⅰ.①温…　Ⅱ.①陈…　②郭…　③张…　Ⅲ.①温病学说 - 中国 - 清代　Ⅳ.①R254.2

中国版本图书馆 CIP 数据核字（2015）第 283492 号

中 国 中 医 药 出 版 社 出版

北京市朝阳区北三环东路 28 号易亨大厦 16 层

邮政编码　100013

传真　010 64405750

三河鑫金马印装有限公司印刷

各地新华书店经销

*

开本 710×1000　1/16　印张 4.75　字数 26 千字

2015 年 12 月第 1 版　2015 年 12 月第 1 次印刷

书　号　ISBN 978 - 7 - 5132 - 2957 - 9

*

定价　15.00 元

网址　www.cptcm.com

国家中医药管理局
中医药古籍保护与利用能力建设项目
组织工作委员会

项目专家组

顾　问　马继兴　张灿玾　李经纬

组　长　余瀛鳌

成　员　李致忠　钱超尘　段逸山　严世芸　鲁兆麟
　　　　郑金生　林端宜　欧阳兵　高文柱　柳长华
　　　　王振国　王旭东　崔　蒙　严季澜　黄龙祥
　　　　陈勇毅　张志清

项目办公室（组织工作委员会办公室）

主　任　王振国　王思成

副主任　王振宇　刘群峰　陈榕虎　杨振宁　朱毓梅
　　　　刘更生　华中健

成　员　陈丽娜　邱　岳　王　庆　王　鹏　王春燕
　　　　郭瑞华　宋咏梅　周　扬　范　磊　张永泰
　　　　罗海鹰　王　爽　王　捷　贺晓路　熊智波

秘　书　张丰聪

前　言

　　中医药古籍是传承中华优秀文化的重要载体，也是中医学传承数千年的知识宝库，凝聚着中华民族特有的精神价值、思维方法、生命理论和医疗经验，不仅对于传承中医学术具有重要的历史价值，更是现代中医药科技创新和学术进步的源头和根基。保护和利用好中医药古籍，是弘扬中国优秀传统文化、传承中医学术的必由之路，事关中医药事业发展全局。

　　1949 年以来，在政府的大力支持和推动下，开展了系统的中医药古籍整理研究。1958 年，国务院科学规划委员会古籍整理出版规划小组在北京成立，负责指导全国的古籍整理出版工作。1982 年，国务院古籍整理出版规划小组召开全国古籍整理出版规划会议，制定了《古籍整理出版规划（1982—1990）》，卫生部先后下达了两批 200 余种中医古籍整理任务，掀起了中医古籍整理研究的新高潮，对中医文化与学术的弘扬、传承和发展，发挥了极其重要的作用，产生了不可估量的深远影响。

　　2007 年《国务院办公厅关于进一步加强古籍保护工作的意见》明确提出进一步加强古籍整理、出版和研究利用，以及

"保护为主、抢救第一、合理利用、加强管理"的方针。2009年《国务院关于扶持和促进中医药事业发展的若干意见》指出，要"开展中医药古籍普查登记，建立综合信息数据库和珍贵古籍名录，加强整理、出版、研究和利用"。《中医药创新发展规划纲要（2006—2020）》强调继承与创新并重，推动中医药传承与创新发展。

2003～2010年，国家财政多次立项支持中国中医科学院开展针对性中医药古籍抢救保护工作，在中国中医科学院图书馆设立全国唯一的行业古籍保护中心，影印抢救濒危珍本、孤本中医古籍1640余种；整理发布《中国中医古籍总目》；遴选351种孤本收入《中医古籍孤本大全》影印出版；开展了海外中医古籍目录调研和孤本回归工作，收集了11个国家和2个地区137个图书馆的240余种书目，基本摸清流失海外的中医古籍现状，确定国内失传的中医药古籍共有220种，复制出版海外所藏中医药古籍133种。2010年，国家财政部、国家中医药管理局设立"中医药古籍保护与利用能力建设项目"，资助整理400余种中医药古籍，并着眼于加强中医药古籍保护和研究机构建设，培养中医古籍整理研究的后备人才，全面提高中医药古籍保护与利用能力。

在此，国家中医药管理局成立了中医药古籍保护和利用专家组和项目办公室，专家组负责项目指导、咨询、质量把关，项目办公室负责实施过程的统筹协调。专家组成员对古籍整理研究具有丰富的经验，有的专家从事古籍整理研究长达70余年，深知中医药古籍整理研究的重要性、艰巨性与复杂性，履行职责认真务实。专家组从书目确定、版本选择、点校、注释等各方面，为项目实施提供了强有力的专业指导。老一辈专家的学术水平和智慧，是项目成功的重要保证。项目承担单位山东中医药大学、南京中医药大学、上海中医药大学、福建中医药大学、浙江省中医药研究院、陕西省中医药研究院、河南省中医药研究院、辽宁中医药大学、成都中医药大学及所在省市中医药管理部门精心组织，充分发挥区域间互补协作的优势，并得到承担项目出版工作的中国中医药出版社大力配合，全面推进中医药古籍保护与利用网络体系的构建和人才队伍建设，使一批有志于中医学术传承与古籍整理工作的人才凝聚在一起，研究队伍日益壮大，研究水平不断提高。

本着"抢救、保护、发掘、利用"的理念，该项目重点选择近 60 年未曾出版的重要古医籍，综合考虑所选古籍的保护价值、学术价值和实用价值。400 余种中医药古籍涵盖了医经、基础理论、诊法、伤寒金匮、温病、本草、方书、内科、外科、女科、儿科、伤科、眼科、咽喉口齿、针灸推拿、养生、医案医话医论、医史、临证综合等门类，跨越唐、宋、金元、明以迄清末。全部古籍均按照项目办公室组织完成的行业标准《中医古籍整理规范》及《中医药古籍整理细则》进行整理校注，绝大多数中医药古籍是第一次校注出版，一批孤本、稿本、抄本更是首次整理面世。对一些重要学术问题的研究成果，则集中收录于各书的"校注说明"或"校注后记"中。

"既出书又出人"是本项目追求的目标。近年来，中医药古籍整理工作形势严峻，老一辈逐渐退出，新一代普遍存在整理研究古籍的经验不足、专业思想不坚定等问题，使中医古籍整理面临人才流失严重、青黄不接的局面。通过本项目实施，搭建平台，完善机制，培养队伍，提升能力，经过近 5 年的建设，锻炼了一批优秀人才，老中青三代齐聚一堂，有效地稳定了研究队伍，为中医药古籍整理工作的开展和中医文化与学术的传承提供必备的知识和人才储备。

本项目的实施与《中国古医籍整理丛书》的出版，对于加强中医药古籍文献研究队伍建设、建立古籍研究平台，提高古籍整理水平均具有积极的推动作用，对弘扬我国优秀传统文化，推进中医药继承创新，进一步发挥中医药服务民众的养生保健与防病治病作用将产生深远影响。

第九届、第十届全国人大常委会副委员长许嘉璐先生，国家卫生计生委副主任、国家中医药管理局局长、中华中医药学会会长王国强先生，我国著名医史文献专家、中国中医科学院马继兴先生在百忙之中为丛书作序，我们深表敬意和感谢。

由于参与校注整理工作的人员较多，水平不一，诸多方面尚未臻完善，希望专家、读者不吝赐教。

国家中医药管理局中医药古籍保护与利用能力建设项目办公室
二〇一四年十二月

许 序

　　"中医"之名立，迄今不逾百年，所以冠以"中"字者，以别于"洋"与"西"也。慎思之，明辨之，斯名之出，无奈耳，或亦时人不甘泯没而特标其犹在之举也。

　　前此，祖传医术（今世方称为"学"）绵延数千载，救民无数；华夏屡遭时疫，皆仰之以度困厄。中华民族之未如印第安遭染殖民者所携疾病而族灭者，中医之功也。

　　医兴则国兴，国强则医强。百年运衰，岂但国土肢解，五千年文明亦不得全，非遭泯灭，即蒙冤扭曲。西方医学以其捷便速效，始则为传教之利器，继则以"科学"之冕畅行于中华。中医虽为内外所夹击，斥之为蒙昧，为伪医，然四亿同胞衣食不保，得获西医之益者甚寡，中医犹为人民之所赖。虽然，中国医学日益陵替，乃不可免，势使之然也。呜呼！覆巢之下安有完卵？

　　嗣后，国家新生，中医旋即得以重振，与西医并举，探寻结合之路。今也，中华诸多文化，自民俗、礼仪、工艺、戏曲、历史、文学，以至伦理、信仰，皆渐复起，中国医学之兴乃属必然。

迄今中医犹为国家医疗系统之辅，城市尤甚。何哉？盖一则西医赖声、光、电技术而于 20 世纪发展极速，中医则难见其进。二则国人惊羡西医之"立竿见影"，遂以为其事事胜于中医。然西医已自觉将入绝境：其若干医法正负效应相若，甚或负远逾于正；研究医理者，渐知人乃一整体，心、身非如中世纪所认定为二对立物，且人体亦非宇宙之中心，仅为其一小单位，与宇宙万象万物息息相关。认识至此，其已向中国医学之理念"靠拢"矣，虽彼未必知中国医学何如也。唯其不知中国医理何如，纯由其实践而有所悟，益以证中国之认识人体不为伪，亦不为玄虚。然国人知此趋向者，几人？

国医欲再现宋明清高峰，成国中主流医学，则一须继承，一须创新。继承则必深研原典，激清汰浊，复吸纳西医及我藏、蒙、维、回、苗、彝诸民族医术之精华；创新之道，在于今之科技，既用其器，亦参照其道，反思己之医理，审问之，笃行之，深化之，普及之，于普及中认知人体及环境古今之异，以建成当代国医理论。欲达于斯境，或需百年欤？予恐西医既已醒悟，若加力吸收中医精粹，促中医西医深度结合，形成 21 世纪之新医学，届时"制高点"将在何方？国人于此转折之机，能不忧虑而奋力乎？

予所谓深研之原典，非指一二习见之书、千古权威之作；就医界整体言之，所传所承自应为医籍之全部。盖后世名医所著，乃其秉诸前人所述，总结终生行医用药经验所得，自当已成今世、后世之要籍。

盛世修典，信然。盖典籍得修，方可言传言承。虽前此 50 余载已启医籍整理、出版之役，惜旋即中辍。阅 20 载再兴整理、出版之潮，世所罕见之要籍千余部陆续问世，洋洋大观。

今复有"中医药古籍保护与利用能力建设"之工程，集九省市专家，历经五载，董理出版自唐迄清医籍，都400余种，凡中医之基础医理、伤寒、温病及各科诊治、医案医话、推拿本草，俱涵盖之。

噫！璐既知此，能不胜其悦乎？汇集刻印医籍，自古有之，然孰与今世之盛且精也！自今而后，中国医家及患者，得览斯典，当于前人益敬而畏之矣。中华民族之屡经灾难而益蕃，乃至未来之永续，端赖之也，自今以往岂可不后出转精乎？典籍既蜂出矣，余则有望于来者。

谨序。

第九届、十届全国人大常委会副委员长

许嘉璐

二〇一四年冬

王 序

中医学是中华民族在长期生产生活实践中，在与疾病作斗争中逐步形成并不断丰富发展的医学科学，是中国古代科学的瑰宝，为中华民族的繁衍昌盛作出了巨大贡献，对世界文明进步产生了积极影响。时至今日，中医学作为我国医学的特色和重要医药卫生资源，与西医学相互补充、相互促进、协调发展，共同担负着维护和促进人民健康的任务，已成为我国医药卫生事业的重要特征和显著优势。

中医药古籍在存世的中华古籍中占有相当重要的比重，不仅是中医学术传承数千年最为重要的知识载体，也是中医为中华民族繁衍昌盛发挥重要作用的历史见证。中医药典籍不仅承载着中医的学术经验，而且蕴含着中华民族优秀的思想文化，凝聚着中华民族的聪明智慧，是祖先留给我们的宝贵物质财富和精神财富。加强对中医药古籍的保护与利用，既是中医学发展的需要，也是传承中华文化的迫切要求，更是历史赋予我们的责任。

2010 年，国家中医药管理局启动了中医药古籍保护与利用能力建设项目。这既是传承中医药的重要工程，也是弘扬优秀民族文化的重要举措，不仅能够全面推进中医药的有效继承和创新发展，为维护人民健康做出贡献，也能够彰显中华民族的璀璨文化，为实现中华民族伟大复兴的中国梦作出贡献。

相信这项工作一定能造福当今，嘉惠后世，福泽绵长。

国家卫生与计划生育委员会副主任

国家中医药管理局局长

中华中医药学会会长

王国强

二〇一四年十二月

王序

二

马 序

　　新中国成立以来，党和国家高度重视中医药事业发展，重视古籍的保护、整理和研究工作。自 1958 年始，国务院先后成立了三届古籍整理出版规划小组，分别由齐燕铭、李一氓、匡亚明担任组长，主持制订了《整理和出版古籍十年规划（1962—1972)》《古籍整理出版规划（1982—1990)》《中国古籍整理出版十年规划和"八五"计划（1991—2000)》等，而第三次规划中医药古籍整理即纳入其中。1982 年 9 月，卫生部下发《1982—1990 年中医古籍整理出版规划》，1983 年 1 月，中医古籍整理出版办公室正式成立，保证了中医古籍整理出版规划的实施。2002 年 2 月，《国家古籍整理出版"十五"（2001—2005）重点规划》经新闻出版署和全国古籍整理出版规划领导小组批准，颁布实施。其后，又陆续制定了国家古籍整理出版"十一五"和"十二五"重点规划。国家财政多次立项支持中国中医科学院开展针对性中医药古籍抢救保护工作，文化部在中国中医科学院图书馆专门设立全国唯一的行业古籍保护中心，国家先后投入中医药古籍保护专项经费超过 3000 万元，影印抢救濒危珍、善、孤本中医古籍 1640 余种，开展了海外中医古籍目录调研和孤本回归工作。2010 年，国家财政部、国家中医药管理局安排国家公共卫生专项资金，设立了"中医药古籍保护与利用能力建设项目"，这是继 1982～1986 年第一批、第二批重要中医药古籍整理之后的又一次大规模古籍整理工程，重点整理新中国成立后未曾出版的重要古籍，目标是形成并普及规范的通行本、传世本。

为保证项目的顺利实施，项目组特别成立了专家组，承担咨询和技术指导，以及古籍出版之前的审定工作。专家组中的许多成员虽逾古稀之年，但老骥伏枥，孜孜不倦，不仅对项目进行宏观指导和质量把关，更重要的是通过古籍整理，以老带新，言传身教，培养一批中医药古籍整理研究的后备人才，促进了中医药古籍保护和研究机构建设，全面提升了我国中医药古籍保护与利用能力。

作为项目组顾问之一，我深感中医药古籍保护、抢救与整理工作的重要性和紧迫性，也深知传承中医药古籍整理经验任重而道远。令人欣慰的是，在项目实施过程中，我看到了老中青三代的紧密衔接，看到了大家的坚持和努力，看到了年轻一代的成长。相信中医药古籍整理工作的将来会越来越好，中医药学的发展会越来越好。

欣喜之余，以是为序。

中国中医科学院研究员

马继兴

二〇一四年十二月

校注说明

《温热病指南集》是清代著名温病学家陈祖恭（平伯）的代表著作。

一、陈祖恭与《温热病指南集》

陈祖恭（平伯），淞滨（今属上海市）人，其名、字文献记载不一，生平不详，约生活于清乾隆、嘉庆年间。

《温热病指南集》初刻于清·嘉庆十四年（1809 年），封面有"嘉庆己巳新镌"字样，题"淞滨陈祖恭平伯父著，古瞿沈之炜丹彩氏参，江白仙先生鉴定"，全书不分卷，仅 1 册，包括《温热病大意》《风温证条例》《湿温证条例》3 篇。

二、版本源流及底、校本的选择

1. 版本源流

嘉庆十四年（1809）的《温热病指南集》刻本是该书的最早刻本，即初刻本，该本保存完整，印刷清晰，简称"嘉庆本"。

初刻本问世后，道光十一年（1831）吴子音（字金寿）刊刻《三家医案合刻》，将《温热病指南集》附刊于后，名《温热赘言》，简称"赘言本"，该本个别文字与"嘉庆本"不同。

王孟英的《温热经纬》收录了《温热病指南集》，使该书和陈平伯赢得了广泛的声誉。《温热经纬》成书于咸丰二年（1852），该书取《温热病指南集》中的《温热病大意》《风温证条例》合为 1 篇，名《陈平伯外感温病篇》，《湿温证条例》则易名为《薛生白湿热病篇》，简称"经纬本"。

《温热病指南集》后由钱树芝刊行，因"遭寇后版片已毁，印本鲜存"，故后钱氏之孙钱培荪从其堂弟钱培廉处偶获该本以为底本，取《温热赘言》作为校本进行校注，于光绪二年（1876）重新付梓。封面有"光绪丙子夏镌，云间复园藏板"字样，卷首署"淞滨陈祖恭平伯父著，金山钱树芝愚庵氏校"，简称"钱本"。

光绪十八年（1892）的《温热指南集》由他人恭楷抄录，与《温热病指南集》相比，其书名脱一"病"字。

《中国医学大成》收集的《温热病指南集》，其所据的版本为"金山钱树芝愚庵校，同里顾尚之观光评"，简称"大成本"。

2. 底、校本的选择

底本：选用嘉庆十四年之刻本，即"嘉庆本"。该本既系初刻，又系足本，字迹清晰，故作为此次校注的底本。

主校本：选用光绪二年的云间复园刻本，即"钱本"。该本经钱培荪校注，内容完整，印刷精良，故作为本次校注的主校本。

参校本：《中国医学大成》所收集的《温热病指南集》，即"大成本"。该本经前人认真核对，且印刷清晰，故此次校注用作参校本。

他校本：咸丰二年（1852 年）的《温热经纬》是收载《温热病指南集》的较早的版本，也是《温热经纬》的最早的版本。该本晚底本（嘉庆本）43 年，早主校本（钱本）24 年。其中相关内容或多于或少于《温热病指南集》，故有一定的参考价值，此次校注取其为他校本。

三、校注的原则与体例

1. 原则

以尊重原著、尽量保持原貌为基本原则，注重医理与文理并重，准确表达医理，力求文理畅达。在此前提下，对《温热病指南集》的初刻本进行标点、校勘、注释。

2. 体例

（1）将底本的繁体、竖排本，整理为简体、横排本。

（2）用规范的现代标点符号对其标点。

（3）将底本中的异体字径改为正体字。

（4）对底本中的字、词、句等方面的错误予以纠正。底、校本不同者视情况而定，底本义胜者保留，校本义胜者出倾向性校记，底、校本一致，但按文义疑有误又缺乏依据未能确定者，保留原文，存疑。

（5）对底本中的冷僻、费解及具有特定含义的字词、术语等进行解释，包括注字音，释通假（用"…通…"表示），解字、词义（用现代汉语或浅显的文言注释），详出处（对成语、典故等指明出处）及明句义（解释难以理解的句义）等。

（6）同一字（词）需多次校注者，且该字（词）在本书中为同一含义（用法），则在首见处出校注记并注明"下同"，余者不一一出校。如该字（词）在不同的句子中其含义（用法）不同，则另出校注记。

（7）校勘记及注释记排列于当页之末，混合编码。

四、具体问题的处理说明

1. 底本无目录，本次整理据正文增编。

2. 底本无跋，本次整理据云间复园刻本即"钱本"增入。

3. 底本第 2 篇和第 3 篇的具体形式均为条文，每条条文下均有自释，即自条自辨的形式。为使原著更有条理、更加清晰，故遵其顺次为条文增加阿拉伯数字序号。

4. "症"与"证"字的处理

（1）底本第2篇《风温证条例》与第3篇《湿温证条例》的标题中的"证"字皆作"症"，而钱本、大成本等版本的相应之处已经改作"证"，且"证"字较符合现代中医的普遍认知，故第2篇与第3篇的标题中的"症"字皆从钱本、大成本等版本改为"证"。

（2）底本条文及自注中的"症"或"证"据文义酌定。《风温证条例》有10条条文前3个字为"风温症"，其中每条的"症"字皆改为"证"；《湿温证条例》有17条条文前3个字为"湿温症"，其中每条的"症"字皆改为"证"。

上述"症"与"证"之处理既利于体例之统一，又符合中医之今识（"症"乃症状，"证"为证候），且钱本、大成本等已经作改，故从之。

5. 底本《风温证条例》第9条按原本体例疑脱"风温症"3字，为尊重原著，不补。

6. 底本《湿温证条例》第2、3、17、18、20、21、22、23、24、25、26、27条前均无"湿温症"3字，为保持原貌，不补。

7. 底本《湿温证条例》第13条、第30条前3个字均为"湿热症"，而钱本及大成本均为"湿温症"。据本次对"症"与"证"字的处理原则，"症"字均改为"证"。恐曲解陈氏原意，而"热"字均不改。

8. 底本《湿温证条例》第31条前3个字为"湿热病"，"热""病"2字均不改。

9. 底本中出现次数较多的不规范的中药名，不作改动，亦不出注。

目 录

温热病大意 ……………………………………………… 一

风温证条例 ……………………………………………… 四

湿温证条例 ……………………………………………… 一二

跋 ………………………………………………………… 三二

校注后记 ………………………………………………… 三五

温热病大意

　　盖闻外感不外六淫①，而民病当分四气。治伤寒家，徒守发表攻里之成方，不计辛热苦寒之贻害，遂使温热之旨，蒙昧不明，医门缺典，莫此甚焉。恭不敏，博览群书，广搜载籍，而恍然于温热病之不可不急讲也。《内经》云：冬不藏精，春必病温。盖谓冬时严寒，阳气内敛，人能顺天时而固密，则肾气内充。命门为三焦之别使，亦得固腠理②而护③皮毛，虽当春令升泄之时，而我身之真气，则内外弥沦④，不随升令之泄而告匮，纵有客邪，安能内侵？是《内经》所以明致病之原也。然但云冬不藏精，而不及他时者，以冬为水旺之时，属北方寒水之化，于时为冬，于人为肾，井水温而坚冰至，阴外阳内，有习坎⑤之象，故立言归重于冬，非谓冬宜藏，而他时可不藏精也。即春必病温之语，亦是就近指点，总见里虚者表不固，一切时邪，皆易感受，学者可因此而悟及四时六气之为病矣。昔王叔和云：寒毒藏于肌肤，至春变为温病，至夏变

---

　　① 淫：原作"滛"，据钱本改。下同。
　　② 腠理：原作"腠裏"，据钱本、大成本改。
　　③ 护：原作"薆"，据大成本改。
　　④ 弥沦：充满，布满。
　　⑤ 习坎：《易·坎》："《象》曰：习坎，重险也。"高亨注："本卦乃二坎相重，是为'习坎'。习，重也；坎，险也。"

为暑热。致来后人翻①驳，何不云肾精不藏之人，至春易病温，至夏易病暑热，便能深入理潭②矣。《内经》又云：冬伤于寒，春必病温。注家咸谓冬令闭藏，寒邪伏于肾中，病不即发，至春阳气大泄，内伏之寒邪，随升令而外达。天来③钱氏已大非其说矣，谓冬伤于寒者，乃冬伤寒水之藏，即冬不藏精之互词，何得以寒邪误解。夫寒邪凛烈，中人即病，非比暑湿之邪，能伏处身中。故《内经》曰：风寒之中人也，使人毫毛毕直，皮肤闭而为热。况肾为生命之根，所关至大，安有寒邪内入，相安无事，直待春时始发之理？钱氏此说，独开生面，先得我心，盖晓然于温邪之为病，由于肾精之不藏矣，非特此也。《难经》云伤寒有五，有伤寒，有伤风，有风温，有湿温，有热病。夫统此风、寒、湿、热之邪，而皆名之曰伤寒者，亦早鉴于寒藏受伤，外邪得入，故探其本而皆谓之伤寒也。独是西北风高土燥，风寒之为病居多；东南地卑水湿，湿热之伤人独甚。从来风寒伤形，伤形者定从表入；湿热伤气，伤气者不尽从表入。故治伤寒之法，不可用以治温热也。夫温者，暖也，热也，非寒邪之可比也。风邪外束，则曰风温；湿邪内侵，则曰湿温。纵有微寒之兼袭，不同

① 翻：表示转折，相当于"反而""却"。

② 理潭：理解深奥之处。潭，深邃。

③ 天来：即钱天来，名潢，天来为其字，清代医学家。撰《重编张仲景伤寒证治发明溯源集》等书。

栗烈①之严威，是以发表宜辛凉，不宜辛热，清里宜泄热，不当逐热。盖风不兼寒，即为风火；湿虽化热，终属阴邪。自昔仲景著书，不详温热，遂使后人各呈家伎②，漫无成章。而凡大江以南，病温多而病寒少，投以发表不远热、攻里不远寒诸法，以致死亡接踵也。悲夫！

① 栗烈：同"凛烈"，又同"凛冽"，形容寒冷程度之重。栗，发抖。《诗·豳风·七月》："一之日觱发，二之日栗烈，无衣无褐，何以卒岁？"《朱熹集传》："觱发，风寒也；栗烈，气寒也。"

② 伎：通"技"。技艺，本领。

风温证条例

1. 风温为病，春月与冬季居多，或恶风，或不恶风，必身热、咳嗽、烦渴，此风温证之提纲也。

周禹载^①曰：温邪伏于少阴，而达于少阳。此虽宗《内经》冬伤于寒，春必病温之旨，其实误解《内经》也。无论春温、冬温，总属暴感时气，岂是少阴伏邪？不过因少阴真气先亏，温邪易于凑袭^②耳。其病多在春冬，而不在夏秋者，以夏秋为暑、湿、热三气蒸动之时，多病湿温，湿令蒸淫，风气不胜湿气也。惟春月风邪用事，冬初气暖多风，故风温之病，多见于此。但风邪属阳，阳邪从阳，必伤卫气。人身之中，肺主卫，又胃为卫气之本，是以风温外薄^③，肺胃内应，风温内袭，肺胃受病。其温邪之内外有异形，而肺胃之专司无二致。故恶风为或有之症，而热渴、咳嗽为必有之症也。恭三复^④仲景书，言温病者再。一则曰：太阳病，发热而渴，不恶寒者为温病。此不过以不恶寒而渴之症，辨伤寒与温病之异，而非专为

---

① 周禹载：明末清初时期医家，名扬俊，字禹载，号东园老人。撰《温热暑疫全书》等书。
② 凑（còu 腠）袭：指风、热等温邪相合而侵袭人体。凑，聚合；袭，侵袭。
③ 外薄（bó 博）：病邪侵入。薄，通"搏"，又通"迫"，义侵入。
④ 三复：反复诵读。

温病叙症也。再则曰：发汗已，身灼热者，名曰风温。夫灼热因于发汗，其误用辛热发汗可知。仲景复申之曰：风温为病，脉阴阳俱浮[1]，自汗出，身重，多眠睡，鼻息必鼾，语言难出。凡此皆误汗劫液后变现之症，非温病固有之症也。续云：若被下者，直视失溲[2]；若被火者，发黄色，剧则如惊痫状，时瘛疭[3]。若火熏之，一逆尚引日，再逆促命期。亦止[4]详用下、用火之变症，而未言风温本来之现症也。然从此细参，则知风温为燥热之邪，燥令从金化，燥热归阳明，故肺胃为温邪必犯之地，且可悟风温为燥热之病，燥则伤阴，热则伤津，泄热和阴，又为风温病一定之治法也，反此即为逆矣。用是不辞僭越[5]，而于仲景之无文处求文，无治处索治，叙症施治，列为条例，知我罪我，其在斯乎！

先生曰：肺胃专司无二致，独开生面。

2. 风温证，身热畏风，头痛咳嗽，口渴，脉浮数，舌苔白者，邪在表也。当用薄荷、前胡、杏仁、桔梗、桑叶、川贝之属，凉解表邪。

---

① 脉阴阳俱浮：阴阳指尺脉寸脉而言，即寸、关、尺均现浮象。

② 失溲：大、小便失禁。

③ 瘛疭：成无己《伤寒明理论》："瘛者筋脉急也，疭者筋脉缓也，急者则引而缩，缓者则纵而伸，或缩或伸，动而不止者，名曰瘛疭。俗谓之搐者是也。"下同。

④ 止：仅，只。

⑤ 僭（jiàn 见）越：超越本分。

风属阳邪，不挟寒者，为①之风温。阳邪必伤阳络，是以头痛、畏风。邪郁肌表，肺胃内应，故咳嗽、口渴、苔白。邪留于表，故脉浮数。表未解者，当先解表，但不同于伤寒之用麻、桂耳。

3. 风温证，身热咳嗽，自汗口渴，烦闷，脉数，舌苔微黄者，热在肺胃也。当用川贝、大力、桑皮、连翘、广皮、竹叶之属，凉泄里热。

此温邪之内袭者，肺热则咳嗽汗泄，胃热则口渴烦闷，苔白转黄，风从火化，故以清泄肺胃为主治。

4. 风温证，身灼热②，口大渴，咳嗽烦闷，谵语如梦语③，脉弦数，干呕者，此热灼肺胃，风火内旋。当用羚羊、川贝、连翘、麦冬、川斛④、青蒿、知母、花粉之属，以泄热和阴。

此温邪袭入肺胃之络，灼烁阴津，引动木火，故有烦渴、呕逆等症，急宜泄去络中之热，庶⑤无风火相煽⑥，走窜胞络之虞。

5. 风温证，身热咳嗽，口渴下痢⑦，苔黄，谵语，胸

---

① 为：钱本作"谓"，义胜。

② 灼热：高热，抚之烫手，无汗。

③ 谵语如梦语：谵语之状犹如梦中说胡话，胡言乱语，为胃热扰乱心神，神志不清之象。

④ 川斛：即川石斛。

⑤ 庶（shù术）：欣幸，希冀。

⑥ 煽：通"扇"。此处犹摇扇生风，风助火威，火助风势之状。下同。

⑦ 痢：据文义、医理当作"利"。下同。

痞，脉数，此温邪由肺胃下注大肠。当用黄芩、桔梗、煨葛①、豆卷、甘草、广皮之属，以升泄温邪。

大肠与胃相连属，与肺相表里，温邪内逼，下注大肠，则为下痢，治之者，只宜清泄温邪，不必专于治痢。按：仲景《伤寒论》中，有下痢谵语者，有燥屎也，宜大承气汤一证。此实热内结，逼液下趋，必有舌燥苔黄刺，及腹满痛症兼见，故可下以逐热。若温邪下痢，是风热内迫，虽有谵语一症，仍是无形之热蕴蓄于中，而非实满之邪盘结于内，故用葛根之升提，不任硝、黄之下逐也。

6. 风温证，热久不愈，咳嗽唇肿，口渴胸闷，不知饥，身发白疹②，如寒粟③状，自汗，脉数者，此风邪挟太阴脾湿，发为风疹④。当用大力、荆芥、防风、连翘、广皮、甘草之属凉解之。

风温本留肺胃，若太阴旧有伏湿者，风热之邪，与湿热相合，留连不解，日数虽多，仍留气分，由肌肉而外达皮毛，发为白疹。盖风邪与阳明营热相并则发斑，与太阴湿热相合则发疹也。又有病久中虚，气分大亏，而发白疹

---

① 葛：即葛根。

② 白疹：即白㾦，为皮肤上出现的细小白色疱疹，系风温夹湿所致。

③ 寒粟：疑指虚寒性之白㾦，乃因"病久中虚，气分大亏"所致，证见"自汗，脉微弱而气倦怯"等。粟，谷子，去皮后即为小米，白㾦形若粟米。

④ 风疹：此处指白㾦。

者，必脉微弱而气倦怯，多成死候，不可不知。

7. 风温证，身热咳嗽，口渴胸痞，头目胀大，面发泡①疮者，风毒上壅阳络。当用荆芥、薄荷、连翘、元参、大力、青黛、马勃、银花之属，以清热散邪。

此即世俗所谓大头病也，古人用二黄汤②主治。然风热壅遏，致络气不宣，头肿如斗，终不若仿普济消毒饮之宣络涤热为佳。

8. 风温证，身大热，口大渴，目赤唇肿，气粗烦躁，舌绛，齿板③，痰咳，甚至神昏谵语，下痢黄水者，此风温热毒，深入阳明营分，最为危候。当用犀角、连翘、葛根、元参、赤芍、丹皮、麦冬、紫草、川贝、人④中黄之属，解毒提斑，间有生者。

此风温热毒，内壅肺胃，侵入营分，上下内外，充斥肆逆。若其毒不甚重，或气体壮实者，犹可挽回，否则必坏。

9. 风温毒邪，始得之，便身热口渴，目赤咽痛，卧起不安，手足厥冷，泄泻，脉伏⑤者，热毒内壅，络气阻遏。当用升麻、黄芩、犀角、银花、甘草、豆卷之属，升散热毒。

---

① 泡：也作"疱"，皮肤上像水泡的皮损。

② 二黄汤：方名，出自《医学正传》卷二引李东垣方，由黄芩（酒制、炒）、黄连（酒制，炒）、生甘草各等分组成。主治上焦火盛，头面肿大，目赤肿痛，心胸烦热，咽喉、口舌火盛及生疮毒等证。

③ 齿板：门齿干燥。

④ 人：原脱，据钱本及大成本补。

⑤ 伏：骤然伏匿不见之脉象，或极沉、或细而有劲象的脉象。

此风温毒之壅于阳明气分者，即仲景所云阳毒病是也。五日可治，七日不可治。乘其邪犯气分，未入营阴，故可升散而愈。

10. 风温证，身热自汗，面赤神迷，身重难转侧，多眠睡，鼻鼾，语难出，脉数者，此温邪内逼阳明，津液劫夺，神机不运①。用石膏、知母、麦冬、半夏、竹叶、甘草之属，泄热救津。

息鼾面赤，胃热极盛。人之阴气，依胃为养，热邪内灼，胃液干枯，阴气复有何资，而能渗诸阳，灌诸络耶？是以筋骨懈怠，机关失运，急用甘凉之品，以清热濡津，或能有济。而群队寒凉中杂半夏者，以燥热之邪，与寒凉之品，格而不入，必用半夏之辛燥以反佐，同气相求，使药气与病邪不致如水火之不相射②。所以《金匮》麦冬汤、竹叶石膏汤内，古人恒并用也。

11. 风温证，身热痰咳，口渴神迷，手足瘛疭，状若惊痫，脉弦数者，此热劫津液，金囚木旺③。当用羚羊、

① 神机不运：一指热盛扰心之神迷；一指气机失运之"身重难转侧"。

② 水火不相射：语本《周易注疏·卷九》："天地定位，山泽通气，雷风相薄，水火不相射。"《马王堆帛书·周易·易之义》作"火水相射"。以医理论，此处"不相射"为不相容，借指胃热极盛所致之胃液干枯，治疗时不宜纯用甘凉，应反佐辛燥之品，甘凉药物方能发挥作用。犹极度冻伤之人应以寒雪揉搓一样，其理相通。

③ 金囚木旺：肺属金，肝属木，肺为热灼而不能克制肝木，则肝木反旺，反侮所不胜，即所谓金囚木旺。金囚，指热伤肺阴的痰咳、口渴；木旺，乃指热盛动风的瘛疭惊痫。

川贝、青蒿、连翘、麦冬、知母、钩藤之属，以息风清热。

肺属金而畏火，赖胃津之濡养，以肃降令而溉百脉者也。热邪内盛，胃津被劫，肺失所资，木为火之母，子能令母实，火旺金囚，木无所畏，反侮所不胜，是以筋脉失养，风火内旋，瘛疭惊痫，在所不免_{即俗云发痉①是也}，故以息风清热为主治。

12. 风温证，热渴烦闷，昏愦②不知人，不语如尸厥③，脉数者，此热邪内蕴，走窜心胞④络。当用犀角、连翘、焦远志、鲜石菖蒲、麦冬、川贝、牛黄、至宝之属，泄热通络。

热邪极盛，与三焦相火相煽，最易内窜心胞，逼乱神明，闭塞络脉，以致昏迷不语，其状如尸，俗谓发厥是也。闭者宜开，故以香开辛散为务。

先生曰：热邪极盛，三焦相火相煽，最易内窜心胞，逼乱神明，闭塞脉络。虽是喻⑤嘉言之言，而法以香开辛散大错。要知热极似水，一派烟雾尘天，蒙住心胸，不知不识，如人行烟尘中，口鼻皆燥，非雨解不能散其势。若入温热处，路人当燥闷死矣。且温热多燥，辛香之品尽是

---

① 痉：原作"痓"，据明赵开美本《金匮要略》及文义改。
② 愦：原作"聩"，据大成本改。
③ 尸厥：病名，症见卒然神昏不语、肢厥等。下同。
④ 心胞：即"心包"。下同。
⑤ 喻：原作"俞"，据钱本改。

燥，燥与热斗，立见其败。且心神为热邪蒸围，非闭塞也，有形无形，治法大异。遇此每在败时，故前人不能探其情，今补一法于后：极明雄黄一两研极细，入铜勺内又研。提净牙硝六钱，微火熔化，拨匀如水时，急滤清者于碗，粗渣不用，凝定。此丹灶家秘制也。凡遇前证，先用陈雨水十碗，内取出一碗，煎木通一钱，通草三钱，倾入九碗冷水内。又取犀角摩①入三钱，或旋磨旋与亦可，每碗约二三分。再将制雄黄②挑二三厘入碗内，冷与服。时时进之，能于三日内进之尽，必有清痰吐出数碗而愈，十救七八。盖此证死期最缓，而医人无他法用，每每付之天命，牛黄清心而已，可胜长叹！

---

① 摩：通"磨"。
② 黄：原脱，据上文补。

湿温证条例

1. 湿温证，始恶寒，后但热不寒，汗出胸痞，舌苔白或黄，口渴不引饮，此湿温证之提纲也。

湿温证属阳明太阴经者居多，中气实则病在阳明，中气虚则病属太阴。病在二经之表者，多兼少阳三焦，病在二经之里者，每兼厥阴风木，以少阳、厥阴同司相火。湿本土化，郁而生热，即兼火化。故是证最易耳聋、干呕、发痉、发厥。而提纲中不言及者，因以诸症皆非湿热证始生之正局，寔乃湿热病必有之变局也。始恶寒者，阳为湿郁而恶寒，终非若寒伤于表之恶寒，后但热不寒，则久郁成热反恶热矣。阳不卫外则汗出，湿扰清阳则胸痞，湿雾上腾则舌白，与热相蒸则苔黄，热极则液不升而口渴，湿盛则饮内流而仍不引饮。然所云表者乃阳明太阴之表，而非太阳之表，太阴之表四肢也、胸中也，阳明之表胸中也、肌肉也，故胸痞为湿温必有之症，而四肢倦怠，肌肉烦痛，亦必并见。其所以不干太阳者，以太阳主一身之表，风寒必自表入，故属太阳，湿热不尽从表入，故不由太阳，况风寒伤营卫，营卫乃太阳所司，表湿伤肌肉，肌肉为阳明所主，其有寒湿而亦留太阳者，以太阳为寒水，同气相求也。热湿之必归阳明者，阳明中土，火化从阳也。寒湿之邪每伤形，热湿之邪恒伤气。故寒湿附太阳，治多辛热；热湿布三焦，治用辛凉。要之湿温为病，不特与伤寒不同，抑且与风温亦异。风温乃肺胃受病，病必咳嗽烦渴；湿温乃脾胃受病，病必身疼胸痞。一为燥热，一为湿热也。而提纲中不及言脉者，以湿热之邪，脉无定体，或洪或缓，或伏或细，各随证现，不拘一格，故难以一定之脉，印定后人眼目。湿热之病，阳明必兼太阴者，人徒知脏腑相连，湿土同气，而不特此也。盖脾本为胃行津液，若脾气健运，散布水精，上输于肺，下输膀胱，纵有湿邪，安能着留。惟是饥饱劳役，先伤中气，或生冷炙煿，内贼太阴，以致健运失司，湿饮停积，客邪再至，遏伏气机，病则倦怠痞闷，有必至者，此皆先有内伤，再感外邪，非由腑及脏之谓。至于所感之邪，为暑，为湿，为热，为风，或从内，或从外，又在治病者之临证时权衡矣。

2. 恶寒无汗，身重头痛，胸痞，腰疼，湿在表分。宜羌活、葛根、六神曲、苍术皮、枳壳、广皮等味。头不痛去羌活。

身重恶寒，湿遏卫阳之表症。然头为诸阳之首，头痛必夹风邪，故用羌活，不独胜湿，兼以祛风。而此条总是阴湿伤表之候。

3. 汗出，恶寒发热，身重，关节疼，胸痞，腰痛，湿在肌表，不可汗解。宜滑石、豆卷、茯苓皮、苍术皮、神曲、广皮等味。若汗少恶寒者，加葛根。

此条外候与上条颇同，而汗出独异，更加关节疼痛，乃湿邪初犯阳明之表，故略见恶寒。及至发热，则恶寒当自罢矣。用药通阳明之表，而即清胃脘之热，使湿邪不致上壅化热，而欲其因渗下走耳。此乃阳湿伤表之候，然药用渗利，其小便之不利可知矣。

4. 湿温证，发热，汗出，胸痞不知饥，口渴不喜饮，舌苔滑白者，湿初内伏，蒙闭清阳。宜蔻仁、藿香、桔梗、枳壳、郁金、六一散①、菖蒲、佩兰等味。

浊邪上蒙则胸痞，胃液不升则口渴。病在上焦，故用辛香气分之药，开泄上焦。

5. 湿温证，身热面赤，胸痞，口渴，时或谵语，舌苔黄涩，汗出，湿伏中焦，蕴伏为热，宜神曲、豆卷、连翘、广皮、萆薢、滑石等味。

湿邪内伏，郁久化热，甚至谵语如梦，舌苔黄涩，是太阴之湿与阳明之热相合矣。倘仍用辛温开法，转燥胃津而助热邪矣。故宜运脾逐湿，凉泄热邪。

凡湿温证，凭验舌以投剂，至为要诀。

6. 湿温证，身热，口渴，胸痞，自利，溺涩②，此湿流下焦。宜神曲、广皮、滑石、猪苓、萆薢、茯苓等味。

湿下注，故自利，化源滞，故溺涩，脾不输津，口渴胸痞。湿滞于下，故治从分利。

---

① 散：原脱，据本书《湿热证条例》第 12、13、16、19 条补。
② 溺涩：小便不利。下同。

湿热之邪，不自表入，故无表里可分，而未尝无气血与三焦可辨。医者不能分析，一概混治杂投，无当病情①，徒伤正气矣。今论湿热病机，而得一畅其旨。夫热为天之气，湿为地之气，热得湿而弥炽，湿得热而愈张。故湿热两分，其病轻而缓；湿热交合，其病重而速。然此论夏月湿热交蒸之邪，非为人身中湿郁化热者言也。是以有湿无热，或湿郁生热，止能蒙闭清阳。惟是湿热并集，则身中少火悉成壮火，而三焦相火，有不起而为暴者哉！兼之木火同气，表里分司，引动肝风，痉厥立至，胃中津液几何，而能供此交争乎！至于湿热之邪，所以必属阳明者，以阳明为水谷之海，鼻食气②，口食味，悉归阳明，邪从口鼻而入，则阳明为必由之道路也。其始也邪入阳明，无有不耗其胃液；其继也邪盛三焦，更欲取资于胃液，司命者③可不深为阳明顾虑哉！

　　或谓木火同气，热甚生风，以致痉厥，理固然矣。然有湿热病表里极热，不痉不厥者何也？余曰：风木为火热引动者，原因木火素旺，肝阴先亏，内外相引，两阳相得，因而劲张。若肝肾素充，本无里热者，火热安能招引肝风哉！试观产妇及小儿家，一经壮热，便成瘛疭者，以失血之后，及纯阳之体，阴气未充，故肝风易

---

　① 无当病情：对病情无益。当，义为"对"。
　② 鼻食（sì 四）气：人体所需要的气是通过鼻供养的。食，供养。
　③ 司命者：掌管人生命的神，此指治病救人的医生。

动也。

　　或问曰：亦有阴气素亏之人，病患湿热，甚至斑疹外现，入暮谵语昏迷，而不痉不厥者何也？答曰：此病邪自甚于阳明之营分，故由上脘而熏胸中，则入暮谵妄。邪不在三焦气分，则金不受囚，木有所畏，未敢起而用事。至于斑属阳明，疹属太阴，亦二经营分热极，不与三焦相干，即不与风木相引也。此而痉厥，必胃中津液尽涸，耗及心营，庶①肝风亦起，而其人早已无生理矣。

　　7. 湿温证，壮热口渴，舌苔黄②或焦红，发痉，神昏谵语或笑，邪灼心胞，营血已耗。宜连翘、犀角、羚羊、生地、元参、钩藤、鲜菖蒲、至宝丹等味。

　　暑湿之邪，本伤气分，及至热极，逼入营阴，则津液耗而阴亦病。心胞受灼，则神昏谵语，用药以清热救阴，泄邪平肝为务。

　　或问余曰：仲景治痉，以有汗、无汗分刚柔二痉，治用瓜蒌桂枝汤③及葛根汤。二方后人屏而不用，岂宜于古者，不宜于今耶？今之痉者，与厥相连，仲景不言暴厥，岂《金匮》有遗文耶？余曰：非也。仲景蒌、葛二汤，乃未痉时之治法，非作痉后之主方。况近世所病之痉，由于湿热者居多。盖三焦与肝胆同司相火，中焦湿热不解，则

---

　① 庶：或许。
　② 舌苔黄：原作"舌黄苔"，据钱本乙正。
　③ 瓜蒌桂枝汤：原作"蒌根桂枝汤"，据《金匮要略》改。

热甚于里，而少火悉成壮火。火动则风生，而筋挛脉急；风扇则火炽，而识乱神迷。身中之气，随风火上炎，而有升无降，常度尽失，由是而形若尸厥。正《内经》所谓血之与气，并走于上，则为暴厥者是也。外窜筋经则成痉，内并膻中则为厥。内外弥沦，痉厥递现。正气犹存一线，则气复起而醒；胃津不克支持，则厥不回而死矣。故痉之与厥，往往相连也。

暑月痉病，与霍乱同出一源。风因火生，火随风转，乘入阳明则呕，贼及太阴则泻，是名霍乱。窜入筋中则挛急，流入脉络则拘牵，是名痉。但痉病发厥，十有八九；霍乱发厥，十无一二。盖痉则风火闭郁，郁则热势愈甚，不免逼乱神明；霍乱则上吐下泻，风火外泄，不致循经内窜。此痉与霍乱之分也。然痉病邪滞三焦，三焦乃火化，风得火而愈扇，逼入膻中而暴厥；霍乱邪走脾胃，脾胃乃湿化，火得湿而自熄。惟风淫脉中而拘挛，火增则厥，少散则挛，又痉与霍乱之遗祸也。

痉之强直，乃湿热生风；霍乱之转筋，乃风来胜湿。痉则由经及脏而厥，霍乱则由脏及筋而挛，总由湿热与内风，淆乱清浊，升降失常之故。夫湿多热少，则风入土中而霍乱；热多湿少，则风乘三焦而痉厥。厥不返者死，胃液干枯，火邪不解也。转筋入腹者死，胃液内涸①，风邪

---

① 涸（hé 河）：水干。此处喻阴津亏乏。

独劲也。然则胃中之津液，其关于人者，顾不钜哉^①！

厥证^②用辛开，泄胸中无形之邪也；干霍乱用探吐，泄胃中有形之邪也。然泄邪而胃液不上供者，热邪愈炽；探吐而胃液不四布者，风邪益张，总成死候，不可不知。

8. 湿温证，发痉，撮空，神昏笑妄，舌苔干黄起刺或转黑色，大便不通者，热邪闭结胃腑。宜用承气汤下之。

撮空一症，昔贤谓非大实即大虚。虚则神明涣散，将有脱绝之虞；实则神明被逼，故多撩乱之象。今舌苔黄刺干涩，大便闭而不通，其为热邪内结，阳明实热显然矣。徒事清热泄邪，止能散络中流走之热，不能除胃中蕴结之邪，故假^③承气以通地道^④。然舌不干黄起刺者，仍不可投。

承气用硝、黄，所以逐阳明之燥火实热，原非湿热内滞者所宜用。然胃中津液，为热所耗，甚至撮空撩乱，舌苔干黄起刺，此时胃热极甚，胃津告竭，湿火转成燥火，故用承气以攻下。承气者，所以承接未亡之阴气于一线也。湿温病至此，亦危矣哉！

或问：吴又可治瘟疫，一遇舌黄^⑤胸腹痞满者，便用

---

① 顾不钜哉：岂不是特别巨大吗？顾，岂，难道；钜，通"巨"。

② 证：原作"症"，据文义及钱本改。

③ 假：借助，利用。

④ 地道：此处指大便。

⑤ 舌黄：据文义当作"苔黄"。

大黄攻逐；今湿温用下，必遇苔黄干刺，何也？余曰：此正瘟疫与湿温之所由分①也。瘟②疫感天地之厉气，厉气必挟时毒，故一涉阳明里证，即以逐毒为主；湿温感天地之常气，常气未尝有毒，苟非胃家燥实，未可轻言攻下也。是以瘟疫失下，有腐肠溃胃之虞；湿温妄下，有下利不止之变。毫厘千里③，学者参之。

9. 湿温证，壮热烦渴，舌焦红或缩，斑疹，胸痞，自利，神昏，痉厥，湿热充斥表里三焦。宜大剂犀角、羚角、生地、元参、连翘、丹皮、紫草、鲜菖蒲等味。

此痉厥证之最重者，上为胸痞，下挟热利，斑疹痉厥，阴阳俱困，而独以清阳明之热，救阳明之液为急务者，恐胃液不存，其人必自焚④而死也。

10. 湿温证，壮热口渴，自汗，身重，胸痞，脉洪大而长者，此太阴之湿与阳明之热相合。宜苍术、石膏、知母、甘草等味⑤。

热渴自汗，阳明之热也。胸痞身重，太阴之湿兼见矣。脉洪大而长，知湿热滞于阳明之经，故用苍术白虎汤

---

① 所由分：区别的依据。

② 瘟：原作"温"，据文义及本段上句改。下同。

③ 毫厘千里：即"差之毫厘，谬以千里"之缩写。开头时错了一点点，结果会造成很大错误。毫、厘，重量和长度的小单位，十毫为一厘。

④ 自焚：喻患者阳明热极，生命危殆。

⑤ 宜苍术石膏知母甘草等味：经纬本作"宜白虎加苍术汤"，本条自注云"用苍术白虎汤"，本条按云："于白虎汤中加入苍术"，故此处疑脱白虎汤中"粳米"一味。

以清热散湿。然此乃热多湿少之候。

按：白虎汤，仲景用以清阳明无形之燥热也。胃汁枯涸者，加人参以生津，名曰白虎加人参汤。身中素有痹气①者，加桂枝以通络，名曰桂枝白虎汤，而其实意在清胃热也。是以后人治暑热伤气，身热而渴者，亦用白虎加人参汤。热渴汗泄，肢节烦疼者，亦用白虎加桂枝汤。胸痞身重兼见，则于白虎汤中加入苍术，以理太阴之湿；寒热往来兼集，则于白虎汤中加入柴胡，以散半表之邪。凡此皆热盛阳明，他症兼见，故用白虎清热，而复各随症以加减。苟非热渴汗泄，脉洪大者，白虎便不可投。辨症察脉，最宜详审也。

11. 湿温证，湿热伤气，四肢困倦，精神减少，身热气高②，心烦溺黄，口渴自汗，脉虚者，东垣用清暑益气汤主治。方用人参、黄芪、甘草、白术、苍术、神曲、青皮、升麻、干葛、麦冬、五味、当归、黄柏、泽泻、广皮，共十五味。

同一热渴，自汗而脉虚神倦，便是中气受病，而非阳明郁热。清暑益气汤，乃东垣所制，方中药味颇多，学者当于临证时，斟酌去取可也。

---

① 痹气：《素问·痹论》："风寒湿三气杂至，合而为痹。"此处指患者素有痹病，以方推证当以热痹为主。

② 气高：息高，呼吸短促。

吴鹤皋①曰：暑令行于夏，至长夏则兼湿令矣，此方兼而治之。炎暑则表气易泄，兼湿则中气不固，黄芪所以实表，白术、神曲、甘草所以调中。酷暑横流，肺金受病，人参、五味、麦冬所以补肺敛肺清肺经，所谓扶其所不胜也。湿热蒸淫，以黄柏、泽泻清其湿热。热邪伤阴，以当归和阴。清气不升，升葛可升；浊气不降，二皮可理。苍术之用，为兼长夏湿也。

12. 湿温证，寒热如疟，舌苔滑白，口不知味，湿热阻遏膜②原。宜厚朴、草果、神曲、半夏、苍术、六一散等味。

疟由暑湿伏于内，秋凉束于外。若夏月腠理大开，毛窍疏通，安得成疟？而寒热有定期，如疟之发作者，乃邪留膜原故耳。膜原者，外近肌肉，内近胃府③，即三焦之门户，而实阳明之半表里也。湿热阻遏，则营卫纷争，症虽如疟，不得与疟同语。故仿吴又可达原饮之例，而疟门中严用和④清脾饮⑤，亦可参用。

13. 湿热证，身热口苦，呕吐清水，或痰多，此湿热

---

① 吴鹤皋：即吴崑，明代医家，别号鹤皋。撰《吴注黄帝内经素问》等书。

② 膜：原作"幕"，据钱本改。下同。

③ 府：同"腑"。

④ 严用和：南宋医家，字子礼。撰《严氏济生方》等书。

⑤ 清脾饮：方名，出自《济生方》，由青皮、厚朴、白术、草果仁、柴胡、茯苓、黄芩、制半夏、炙甘草、生姜组成。主治疟疾湿痰内遏，症见热重寒轻，口苦心烦，胸膈满闷，小便黄赤，舌苔白腻，脉象弦滑数等症。

内留，木火上逆。宜温胆汤加黄连、碧玉散。

此素有停饮，而阳明、少阳同病者，故一以涤饮，一以降逆为治。温胆汤中，用半夏、广皮、茯苓、枳实、甘草、竹茹，加入黄连，名黄连温胆汤。碧玉散，即六一散加青黛也。

14. 湿温证，四五日，大渴，胸闷欲绝，干呕不止，脉细数，舌光如镜，此胃液被劫，胆火上冲。宜西瓜白汁①、鲜生地汁，磨服郁金、乌药、木香、香附等味。

此营阴素亏，阳明、少阳同病者，故一救阳明之液，一救少阳之邪。不同煎者，取其力之全耳。

以上两条，呕同而治异，正宜并参。

15. 湿温证，呕恶不止，昼夜不差②，欲死者，此肺胃不和，胃移热于肺，肺不受邪也。宜用黄连三五分，苏叶二三分，煎服，其呕立止。

肺胃不和，最能致呕，人所不知。盖胃热移肺，肺不受邪，还归于胃，呕恶不止，若以肝胆之呕治之则误矣。即漫投生姜、半夏，亦与病不相值③。必用黄连以降湿，苏叶以通肺胃，则投之立愈。以肺胃之气，惟苏叶能通也。分两用轻者，以轻剂能治上焦之疾故耳。

16. 湿温证，咳嗽喘逆，面赤气粗，昼夜不宁者，暑

---

① 西瓜白汁：疑指西瓜的外层果皮与西瓜瓤之间的白色部分的汁液。

② 差：同"瘥"。

③ 不相值：不符合，此处为不符合脾胃不和致呕之病机。值，相当，引申为符合。

邪入于肺络。宜葶苈①子、六一散、枇杷叶等味。

人知暑伤肺气为气虚，不知暑滞肺络则肺实，葶苈引滑石，直泻肺邪，则病自除。

有一酒客，夏月痰咳气喘，夜不得卧，服凉药及开气药不效，有议用《金匮》麦冬汤者。余诊其脉，右寸数实，此肺实非肺虚也，投以人参则立毙矣。遂用葶苈五钱、焙研、滑石五钱煎服立愈。明年复感客邪，壅遏肺气，喘咳复作，医有葶苈进②者，服之不效，反烦闷汗泄。余脉其右寸浮数，口渴恶热，冷汗自出，喘急烦闷。余曰：此热邪内壅，肺气郁极，是以逼汗外越，非气虚自汗也。服葶苈而反烦闷者，肺热极盛，与苦寒相拒格也。夫肺苦气上逆，本宜苦以泄之，而肺欲散，又当急食辛以散之。与麻杏甘膏汤③一剂，肺气得通，而喘止汗敛，诸症悉平矣。

17. 暑月热伤元气，气短倦怠，口渴，多汗，肺虚而咳者，宜人参、麦冬、五味子等味。

此即《千金》生脉散也。与上同一肺病，而气粗与气短有分，则肺实与肺虚各异，实则泻，而虚则补，一定之理也。然方名生脉，则热伤气之脉虚欲绝可知矣。

---

① 苈：原作"蓙"，据文义改。
② 葶苈进：进服葶苈。
③ 麻杏甘膏汤：即麻杏石甘汤。

汪讱庵①曰：肺主气，肺气旺则四脏之气皆旺，虚故脉绝气短也。人参甘温，大补肺气，为君。麦冬甘寒，润肺滋水，清心泻热，为臣。五味酸温，敛肺生津，收耗散之气，为佐。盖心主脉，肺朝百脉，补肺清心，则气充而脉伏，故曰生脉也。人有将死脉绝者，服此能复生，其功甚大。夏月火旺克金，当以保肺为主，清晨服此，能益气而却暑也。

18. 暑月乘凉饮冷，阳气为阴寒所遏，皮肤蒸热，凛凛②畏寒，头痛头重，自汗烦渴，或腹痛吐泻者，宜用《局方》香薷饮：香薷③、厚朴、扁豆。

此感受暑月阴寒之邪，名曰阴暑。阴邪外郁，故头重头痛而畏寒。阳气被遏，故蒸热烦躁而口渴。暑必兼湿，故自汗。内干④太阴则吐利。故用香薷之辛温，以散阴邪，而发越阳气；厚朴之苦温，除湿邪而通行滞气；扁豆之甘淡，消暑湿而调和中气。倘无恶寒头痛之外症，即无⑤取香薷之辛香走窜；无腹痛吐利之里症，亦无取厚朴、扁豆之疏滞和中矣。故热渴甚者，加黄连以清里热，名四味香

---

① 汪讱（rèn 认）庵：清代医学家，名昂。撰《本草备要》《汤头歌诀》等书。

② 凛（lǐn 檩）凛：寒冷貌。

③ 薷：原作"茹"，据本条方剂名称改。

④ 干：犯，冒犯，冲犯。

⑤ 无：通"毋"，禁止，不要。

蕃饮。减去扁豆，名黄连香蕃饮①。湿甚于里，腹膨泻泄者，去黄连，加茯苓、甘草，名五物香蕃饮。若中虚气怯，汗出多者，加入黄芪②、人参、白术、广皮、木瓜，名十味香蕃饮。然香蕃之用，总为阴暑外袭而设，不可用以治湿热伤阳之阳暑也。经云：脉虚身热，得之伤暑。后人又谓动而得之为中热，静而得之为中暑，以致后人有谓暑是热邪者，有谓暑是寒邪者，纷纷不一。不知暑月六阳③尽出于地上，凡阳气有余于外者，必不足于中。故经谓伤暑之脉多虚，原未定其为寒为热也。总之，暑月受病，无论寒热，皆谓之暑，但有阴暑阳暑之辨耳。

李时珍曰：有处高堂大厦而中暑者，缘纳凉太过，饮冷太多，阳气为阴邪所遏，故见头痛恶寒之症。用香蕃以发越阳气，散水和脾则愈。此正言阴暑也。

又云：香蕃乃夏月解表之药，犹冬月之用麻黄，气虚者不可多服。今人谓能解暑，用以代茶，误矣！

李士材④曰：香蕃为夏月发散之药，其性温热，只宜

---

① 黄连香蕃饮：方名，出自《医方考》，由香蕃、厚朴、扁豆、黄连四味药组成。主治夏至后，暑热吐利、烦心者。

② 芪：原作"芪"，据大成本改。下同。

③ 六阳：古以天气为阳，地气为阴，十一月至来年四月为阳气上升之时，合称六阳。《礼记·月令》："天气下降，地气上腾。"唐孔颖达疏："天地之气为之阴阳，一年之中或升或降……从十一月为始，阳气渐升，阴气渐下，至四月，六阳皆升，六阴皆伏。"此借指诸阳气。

④ 李士材：明代医学家，名中梓，号念莪。撰《内经知要》《医宗必读》等书。

于中暑之人。若中热之人误服之，反成大害。此言宜于阴暑，不宜于阳暑也。

19. 湿温证，胸痞发热，肌肉烦疼，始终无汗者，腠理气机拂郁，湿热不能达外，宜六一散一两，薄荷叶三四十片，泡汤调服，即汗解。

此湿热蕴遏，气郁不宣，故宜辛凉解散。汗出灌浴之辈，最多此患。若加头痛恶寒，便宜用香薷温散矣。

20. 湿热内滞太阴，郁久而为滞下，其症胸痞，腹痛，下坠窘迫，脓血稠黏，里急后重，脉软数者，宜厚朴、黄芩、神曲、广皮、木香、槟榔、柴胡、煨葛根、银花炭、荆芥炭等味。

古之所谓滞下，即今所云痢疾也。由湿热之邪，内伏太阴，阻遏气机，以致太阴失健运，少阳失疏达，热郁湿蒸，传道失其常度，蒸为败浊脓血，下注肛门，故后重。气壅不化，仍数至圊①而不能便。伤气则下白，伤血则下赤，气血并伤，赤白兼下，湿热盛极，痢成五色。故用厚朴除湿而行滞气，槟榔下逆而破结气，黄芩清庚金②之热，木香、神曲疏中气之滞，葛根升下陷之胃气，柴胡升土中之木气。热侵血分而便血，以银花炭、荆芥炭入营清热。若热甚于里，当用黄连以清热。大实而痛，

---

① 圊（qīng 青）：厕所。
② 庚金：此处指大肠。天干与五行相配，庚辛属金，庚为阳金，辛为阴金。

宜增大黄以逐邪。昔张洁古制芍药汤，以治血痢，方用白芍、当归、黄芩、黄连、大黄、木香、槟榔、甘草、桂心等味，而以芍药名汤者，盖谓下血必调藏血之脏，故用之为君。不特欲其土中泻木，抑且赖以敛肝和阴也。然芍药味酸性敛，终非湿热内蕴者所宜服，倘遇痢久中虚，而宜用芍药、甘草之化土者，恐难任芩、连、大黄之苦寒，木香、槟榔之破气。若其下痢初作，湿热正盛者，白芍酸敛滞邪，断不可投。此虽昔人已试之成方，不敢引为后学之楷式也。

21. 痢久伤阳，脉虚滑脱者，真人养脏汤。方用人参、白术、甘草、当归、白芍、木香、肉桂、肉果①、粟壳②、诃子肉。

脾阳虚者，当补而兼温。然方中用木香，必其腹痛未止，故兼疏滞气。用归、芍，必其阴分亏残，故兼和营阴。但痢虽脾疾，久必传肾，以肾为胃关，司下焦而开窍于二阴也。况火为土母，欲温中土之阳，必补命门之火。若虚寒甚而滑脱者，当加附子以补阳，不得杂入阴药矣。

22. 痢久伤阴，虚坐努责者，宜熟地炭、炒当归、炒白芍、炙甘草、广皮之属。

里急欲便，坐久而仍不得便者，谓之虚坐努责。凡里急属火居多，火性传送至速，郁于大肠，窘迫欲便，而便

---

① 肉果：即肉豆蔻。
② 粟壳：即罂粟壳。

仍不舒。故痢疾门中每用芩、连清火，甚者用大黄逐热。若痢久血虚，血不足则生热，亦急迫欲便，但久坐而不得便耳。此热由血虚所生，故治以补血为主。里急与后重不同，里急者急迫欲便，后重者肛门重坠。里急有虚实之分，实为火邪有余，虚为营阴不足。后重亦有虚实之异，实为邪实下壅，虚由气虚下陷。是以治里急者，有清热养阴之异；治后重者，有行气升补之殊。虚实之辨，不可不明。

23. **暑湿内袭，腹痛吐利，胸痞脉缓者，湿浊内阻太阴，宜缩脾饮。方用砂仁、草果、扁豆、乌梅、葛根、甘草。**

此暑湿浊邪伤太阴之气，以致土用不宣，太阴告困。盖脾土之性，喜燥恶湿，喜甘恶苦，喜香恶臭，故用砂仁、草果醒脾逐湿，扁豆、甘草补土和中。妙在乌梅、葛根，一敛一升，涤邪安胃，两擅其长，斯中气和而吐利止矣。

24. **暑月饮冷过多，寒湿内留，水谷不分，上吐下泻，肢冷脉伏者，宜大顺散。方用干姜、肉桂、甘草、杏仁。**

暑月过于贪凉，阴暑外袭者，有香薷饮；阴暑内侵者，有大顺散。夫吐泻、肢冷脉伏，是脾胃之阳为寒湿所蒙，不得伸越，故以干姜、肉桂散寒和胃，杏仁、甘草利气调脾，然广皮、茯苓仍不可少。此即宗仲景治阴邪内侵之霍乱，而用理中汤之旨乎。

25. 腹痛下痢，胸痞，烦躁①，口渴，脉数大，按之豁然空者，宜冷香引子。方用附子、草果、广皮、甘草，冷服。

此不特湿邪伤脾，抑且寒邪伤肾。烦躁热渴，极似阳邪为病，惟数大之脉，按之豁然而空，知其躁渴等症，为虚阳外越，而非热邪内扰。故以附子为君，散寒救阳，广皮、草果理脾逐湿，甘草止痛缓中。法当冷服者，以真寒假热之病，必治以真热假寒之药。昔人所谓下咽之后，冷气既消，热性乃发，庶药气与病气无捍格②之虞也。

26. 下利咽痛，口渴心烦，尺脉数疾者，热邪内耗少阴之阴，宜③仿猪肤凉润法。

寒邪内犯少阴，则亡阳，如用冷香引子者是也；热邪内犯少阴，易亡阴，如本条下利者是也。少阴之脉，贯膈，上循喉咙。液燥，则火邪上逆，故咽痛心烦。上出舌下，阴伤，故口渴。兼之尺中脉数，则下利为热犯少阴，逼液下走无疑。是以仲景制猪肤汤，用猪肤、白蜜、白粉，但取甘凉润燥，肾阴得和，里热自息，不治利而利自止矣。后人用养阴药以治痢，皆仿其意也。

27. 下痢④腹痛后重，时或圊血⑤，肛门热痛，脉沉弦者，热邪传入厥阴，血液内耗，宜仿白头翁汤法。

---

① 躁：原作"燥"，据钱本、大成本改。下同。

② 捍格：相抵触。

③ 宜：原作"宣"，据钱本改。

④ 痢：原作"利"，据钱本改。

⑤ 圊（qīng青）血：便下脓血。

白头翁汤，仲景治厥阴热利之方也。方用白头翁、黄连、黄柏、秦皮，清湿热而升木火之郁。热入厥阴而下痢圊血者，安得不宗其意，以凉血散邪耶。

28. 湿温证，五六日后，忽大汗出，手足冷，脉细如丝或绝，口渴，茎痛，而起坐自如，神清语亮，此因汗出过多，卫外阳亡，湿热内结，一时表里之气不相接，故肢冷脉伏，非真阳外脱也。宜五苓去术，加滑石、黄芪皮。

前用冷香引子证，全似阳盛，而独于脉之数大而空，知其阳虚。此条脉证全似亡阳，而独于举动神气中得其病情。凡病之阳证似阴、阴证似阳者，正复不少，要在医者之善于审察也。粗工昧①此，药味乱投，一匕②下咽，神丹莫挽，可不慎欤！

29. 湿温证，数日后，汗出热不除，或痉，忽头痛不止者，营液内耗，厥阴风火上升，宜羚羊角、蔓荆子、钩藤、元参、生地、白芍等味。

此湿热伤营，肝风上逆，血不荣筋③而痉作，上升颠顶则头痛。热势已缓，木气独张，故痉而不厥。至于投剂，以息风为标，养营为本也。

30. 湿热证，十余日后，大势已退，惟口渴汗出，骨节隐痛不舒，小便赤涩不利，此余邪留滞经络。宜煎元

---

① 昧：原作"察"，据钱本改。
② 匕：古代取食的器具，长柄浅斗，形状像汤勺。
③ 筋：原作"经"，据经纬本及文义改。

米①泔②渍③於术，绞汁饮之。

病后湿邪未尽，阴液已伤，故身疼口渴，此时救液则助湿，治湿则劫阴，宗仲景麻沸汤之法，取气不取味，则走阳不走阴，妙在元米泔养阴逐湿，两擅其长。

31. 湿热病，默默不语，神识昏迷，不知所苦，与饮食亦不却，二便自通，诸药不效者，此病不在脾胃，而在手厥阴营分，凝滞血络，堵塞神明，非辛香气药所能开泄。宜醉地鳖虫④、醋炙鳖甲、土炒山甲、柴胡、桃仁泥等味，行血通瘀。

暑邪本伤心气，间有侵入营中，凝瘀络脉，心主阻遏，灵机窒塞，所以神识不明，昏迷默默也。用直入厥阴营分之药，破滞通瘀，斯络通而邪亦解矣。

以上所载风温、湿温，虽未能尽穷其变，然病有虚实之异，治有补泻之殊，在气在血，为热为寒，已露一斑⑤。学者能引申三反⑥，开发灵机，则他山片石⑦，未必非攻玉之一助⑧也。

---

① 元米：糯米之别称，有补肺健脾、滋养强壮之功，养阴而不碍湿。

② 泔：洗过米的水。

③ 渍：浸泡。

④ 虫：原作"虿"，据钱本改。

⑤ 斑：原作"班"，据钱本、大成改。

⑥ 三反：举一反三。

⑦ 他山片石：别的山上的石头可用来做琢磨玉器的砺石。此处喻作者之书可以帮助学者融会贯通深奥的温病医理。

⑧ 助：原作"助"，据钱本改。

跋

　　乙亥秋①，将重刊《温热病指南集》。或告荪②曰：是书已附刊《三家医案》③之后。《三家医案》者，吴江吴子音④（金寿）所辑，叶天士、薛生白、缪宜亭⑤之案，而益以叶氏《医效秘传》⑥，刊于道光中，近时苏州绿润堂书肆翻刻之。末附《温热赘言》⑦一卷，因取而校之，一一相同，惟是集原题淞滨陈祖恭平伯父著，而《赘言》本题江左寄瓢子述，岂祖恭即寄瓢耶？然湿温第十五节⑧有一酒客云云，《赘言》本作余在金阊⑨，见业师张友樵⑩治一酒客，其下余诊其脉，余脉其右寸浮数，余字皆作师，则两书歧出。张友樵名文燮，《医效秘传》有其序，序作

　　①　乙亥：清光绪一年，即1875年。
　　②　荪：指钱培荪，清代文献学家，字子馨。撰《金山钱氏家刻书目》等书。
　　③　《三家医案》：即《三家医案合刻》，三卷，清·吴金寿汇纂。该书荟萃了苏州名医叶桂、薛雪、缪遵义三家医案。
　　④　吴子音：清嘉庆、道光年间医家，字金寿。
　　⑤　缪宜亭：清代医家，字方彦，又字宜亭，号松心居士。撰《温热朗照》等书。
　　⑥　《医效秘传》：书名，三卷。清代叶桂述，吴金寿校。
　　⑦　《温热赘言》：书名，一卷。清代寄瓢子述。
　　⑧　第十五节：据本次校注所用之底本即江本、主校本即钱本、他校本即经纬本的有关内容，此处当是"第十六节"。
　　⑨　金阊：苏州有金门、阊门两城门，故以"金阊"借指苏州。
　　⑩　张友樵：清代医学家，名文燮。

于道光十一年，称吴子金寿从余学医，是寄瓢本与子音同师。祖恭果即其人，何为又冒其师所治为己治耶？然医书只论是非，毋问真伪。《内经》一书，本周秦间人所述，世所传华佗《中藏经》①之类，未必不出于依托。妖妄如《石室秘录》②，君子犹有取焉。苏刻《赘言》本，亦小有讹舛，未尝不可以是集参校。即如郭象③之注《南华》④，庸何伤？故仍付之梓，而附著其异同，以质明者。

嘉平⑤既望⑥培荪又识

---

① 《中藏经》：即《华氏中藏经》。书名。华佗作。
② 《石室秘录》：书名。六卷。清·陈士铎述，实为傅山遗著。
③ 郭象：西晋玄学家，字子玄。撰《庄子注》等书。
④ 《南华》：即《南华经》，本名为《庄子》。战国早期庄子及其门徒所著。
⑤ 嘉平：农历腊月，即农历十二月。
⑥ 既望：满月后的一天，农历十六日。既，达到的状态；望，望日，指农历每月十五。

校注后记

1. 《温热病指南集》之原本及著者

（1）《温热病指南集》原本概况

现存版本中，"嘉庆本"仅藏于某省图书馆。有学者撰文曰："《温热病指南集》'嘉庆本'现仅存孤本"〔《中华医史杂志》，2006；（3）：149〕。而该馆网页显示此书存有两部。笔者曾 3 次前往该馆调研，调研中发现，该本实有 3 部，分两函包装，其中 1 函装有 1 部，另 1 函则装有 2 部，共计 3 部，故孤本说及两部说均误。该本书衣背面（封面）有"嘉庆己巳新镌"字样，即嘉庆十四年（1809）镌刻，故简称"嘉庆本"。封面及第 1 页第 1 面均有"江白仙先生鉴定"字样。第 1 页第 1 面题"淞滨陈祖恭平伯父著，古鄮沈之炜丹彩氏参"。该本无序、无跋，9 行 21 字，白口，四周双边，计 34 页（每页两面）。该书不分卷，1 册，约 13000 字。该版本出版地缺，至今无从考实，其封面左下方有一上下走向之长方形（约 10cm 长，2cm 宽）的黑色条块，似涂抹墨状，疑为未刻之刻书堂号，或原有字而印刷时予以掩盖了，其原因不得而知。

（2）《温热病指南集》之著者的生活年代

陈祖恭（字平伯）是《温热病指南集》的原著者。有学者云陈氏"约生活于清道光年间"〔《中华医史杂志》，

2006；（3）：148〕，此言确当有误。道光年号始于1821年，终于1850年，陈著初刻于嘉庆十四年（1809），何以陈未出生即出书耶？推而论之，陈当生活于乾嘉年间或者乾隆年间甚至于雍乾年间方才可信。

《温热病指南集》原本第一页第一面题"淞滨陈祖恭平伯父著，古甽沈之炜丹彩氏参"。除此之外，沈之炜还抄录了清代医书《医约》。《医约》第三部分收录了陈祖恭的《温热论条例》，该篇篇首题署为"淞滨陈祖恭平伯甫著"，并有署名"白衣居士"的序，序中提到"……风温、湿温切中时疾"等语，序后所署时间为"乾隆二十七年"（1762）。沈之炜在篇后则跋曰："陈氏世业岐黄，至平伯先生而医学益精……盖伤寒、杂症饶有成书，湿热、风温独为缺典……乾隆二十八年（1763），岁次癸未，端阳后三日，古甽沈之炜录并识。"

从上文可知，陈祖恭当出生于乾隆二十七年（1762）之前。若此年（即陈氏《温热论条例》被沈之炜抄录并出版之年）陈氏年仅27岁（可能性不大），则乾隆末年（1795）陈氏为60岁，《温热病指南集》出版时陈氏74岁，嘉庆末年陈氏已是85岁的耄耋老翁了，怎么有可能"生活于道光年间"呢？

从上文还可知，陈氏的《温热论条例》与《温热病指南集》之间存在着时间上的先后（《温热论条例》在先、《温热病指南集》在后，二者相差47年）、内容上的简略与完善等方面的密切关系。《温热论条例》的内容亦分 3篇，即《温热病大意》《风温症条例》和《湿温症条例》，但文字较为简略。

（3）陈祖恭（平伯）的名与字考证

原本第 1 页第 1 面题"淞滨陈祖恭平伯父著，古暘沈之炜丹彩氏参"。然"祖恭"与"平伯"二者何为名？何为字？亦或是号？目前尚无定论。某些文献以"陈平伯（祖恭）"或者"陈祖恭（平伯）"含糊其称。但众多文献则称"陈平伯，字祖恭"。如《中国人物词典》（上海辞书出版社，1988 年出版，第 319 页）即有"陈平伯，字祖恭，淞滨人"的记载。《中医人名辞典》（北京国际文化出版公司，1988 年出版，第 505 页）曰："陈平伯，字祖恭，号寄瓢子。"《温病学参考医书指要》（南京中医学院，未公开出版）曰："陈平伯，字祖恭，淞滨人。"而《中国医籍提要（下）》（吉林科学技术出版社，1988 年出版，第266 页）则云："陈平伯，名祖恭，清代淞滨人。"此处虽提出了陈氏祖恭是名，但未提出"平伯"是其字。

为考清陈氏名与字，笔者曾反复研究《温热病指南集》原本。

原本第 1 页第 1 面既题"淞滨陈祖恭平伯父著，古暘沈之炜丹彩氏参"，可知祖恭是名，平伯是字。此乃以古人习惯及著书体例而定，"父"、"氏"二字都是对男性的尊称，与此二字紧邻的当是作者的字。

原本第 1 页第 1 面有"恭不敏，博览群书"字样，第 4 页第 2 面有"恭三复仲景书"字样（《温热病指南集》，嘉庆己巳新镌，即 1809 年初刻）。此二处的"恭"字均为小字，且右移半格（该书为竖排繁体字）。此乃铁证，乃作者自称其名。古人自称其名，谦称也，而称人者，常称其字，尊称也。如汉代开国皇帝刘邦称其勋臣张良，从未称其为良，而一贯尊称为子房，以此表示对良之尊重。

由上可知，陈氏名为祖恭，字为平伯，当无疑义。

2.《温热病指南集》的校刊者钱树芝和钱培荪的辈分考证

《温热病指南集》光绪二年（1876）的云间复园刻本，即"钱本"，与钱树芝和钱培荪均有关系，二人曾先后校注刊行过《温热病指南集》，我们目前所能见到的"钱本"是经过钱培荪校注过的本子。

目前学术界对钱树芝与钱培荪的关系不甚明了，有学者认定"钱树芝之子钱培荪"（《温病大成·第二部》，福建科学技术出版社，2007 年出版，第 449 页），认为钱树芝是钱培荪的父亲，多篇公开发表在权威杂志上的论文亦持此论，此又当有误。鉴于"钱本"的重要性及对中医学界的影响，厘清"钱本"的校注刊行者钱树芝与钱培荪的关系，亦属必要。

"钱本"卷首署"淞滨陈祖恭平伯父著，金山钱树芝愚庵氏校"。此本是先由钱树芝校注刊行的，后来又由钱培荪再次校注刊行。钱培荪在其校注的《温热病指南集》书尾云："右《温热病指南集》，旧为先大父愚庵公刊行，遭寇后版片已毁，印本鲜存，偶遇从弟二泉培廉处得此失，因重校付梓。……光绪元年仲秋钱培荪谨识"（《温热病指南集》，云间复园刻本，光绪丙子夏，第35页）。此段文字记载了钱培荪重新校注《温热病指南集》的经过，其中明确说明钱愚庵（即钱树芝）是其"先大父"。众所周知，先大父者，祖父也。

《文献家通考》的作者郑伟章先生是研究文献的权威专家，他在"金山钱氏刻书"一文中说："在清朝道光、咸丰年间，上海金山县有一个钱氏家族，从事藏书、刻书事业，尤以刻书为盛。……以钱熙祚为代表。……他的父亲钱树芝，字端五，号瑞庭，别号愚庵。树芝有五子，熙恩、熙辅、熙祚、熙哲、熙泰。……钱培荪，字子馨，钱熙祚二兄熙辅之子"〔郑伟章. 金山钱氏刻书.《中国出版》，1990；（4）：102－110〕。上述内容《上海金山县志》也有记载。按钱熙祚，字锡之，号雪枝，生于嘉庆五年，卒于道光二十四年正月初九日。其父名钱树芝。树芝五子中的次子名熙辅，字次丞，号鼎卿，生于乾隆五十五年，卒于咸丰十一年。熙辅为培荪之父。钱培荪，字子馨，生卒年不详，著有《金山钱氏家刻书目》十卷。

上述文献记载足可证明，钱培荪为钱树芝之孙，而非其子。

3.《温热病指南集》作者考

《温热病指南集》包括《温热病大意》《风温证条例》《湿温证条例》3 篇。一般认为：前两篇为陈平伯所著，第三篇为薛雪（生白）所著。如某学者云："《温热病指南集》题清·陈平伯撰，实系为陈平伯与薛雪二人的作品合刊"〔《中华医史杂志》，2006；（3）：148〕。

王孟英将《温热病指南集》收录在他的代表著作《温热经纬》中。王孟英，名士雄，号梦隐，又号潜斋，别号半痴山人等，祖籍浙江海宁盐官，迁居钱塘（杭州），生于嘉庆十三年（1808 年），卒于同治七年（1868 年），是清代温病四大家之一，《温热经纬》是集 19 世纪 60 年代以前温病学说之大成的一部巨著。

王氏将《温热病指南集》前两篇合为一篇，命名为《陈平伯外感温病篇》，将第三篇易名为《薛生白湿热病篇》。《温热经纬》成书于咸丰二年（1852），仅晚于《温热病指南集》问世 43 年，即便如此，王氏也难确定《湿热病篇》究系何人所作。笔者前往某省图书馆查阅咸丰二年之《温热经纬》，王氏在《陈平伯外感温病篇》按中云："此与下篇相传为陈薛所著，究难考实，姑从俗以标其姓字，俟博雅正之"。在《薛生白湿热病篇》按中云："此篇始见于舒松摩重刻《医师秘笈》，后云是薛作，章氏从而释之，而江白仙本以附陈作后。吴子音《温热赘言》连前篇并为一人之书，并不标明何人所著，但曰寄瓢子述。且前篇之末有今补薛生白先生一法于后云云，则此篇亦非薛著矣。其江本所补一法，又无薛生白三字。且此篇张友樵所治酒客之案，但称曰余诊。言人人殊，无从核实，姑存疑以质博雅。"王氏此段结论为《湿热病篇》为何人所作"无从核实"，随着时光之流逝，今人则更加"无从核实"了。

其实，王氏所云"此篇始见于舒松摩重刻《医师秘笈》"之说亦未必正确，但不乏附和者，如国家某部《温病学》教材亦从王说，云："舒松摩重刻《医师秘笈》首载本篇，名为《薛生白湿热条辨》。"值得肯定的是，上海市中医文献馆的杨杏林先生则于认真调研后云："经查，最早认为是薛氏著述并加以刊载的是嘉庆九年徐行辑著的《医学蒙求》。此时距薛生白卒世的乾隆三十五年（1770）已经有34年。嘉庆十四年舒松摩重刻《医师秘笈》时亦将此篇收录其中。"〔杨杏林.《湿热条辨》作者辨疑.《中医文献杂志》，2011；（1）：24－26〕

《湿热病篇》原本未曾获见，版本有多种，编次、条文互有出入。王氏在《温热经纬》中云："《医师秘笈》仅载前三十五条，江白仙本与《温热赘言》于三十五条止采二十条，而多后之十一条，且编次互异，无从订正。偶遇友人顾听泉学博处见抄本。《湿热条辨》云：曩得于吴人陈秋坨赞府者，虽别无发明，而四十六条全列，殆原稿次序固如是耶。今从之，俾学者得窥全豹焉。"可见，王氏所录之《湿热病篇》乃是从友人处所得之"抄本"而"从之",且并未见到该篇为薛生白所作之片言只语。

近年来,业内人士仁者见仁,智者见智。赵主勋通过文献调查,发表"《湿热病篇》为薛生白所著的几点质疑"〔《成都中医学院学报》,1988;(3):3-6〕的文章,为怀疑和否定《湿热条辨》系薛生白所著的观点提供了新的论据。杨兴林撰"《湿热条辨》作者辨疑",认为《湿热条辨》的著者非薛氏本人,实为后人增补陈平伯著述的部分内容托名而成。

笔者以为,赵、杨二位所言不无道理。从《医约》中乾隆二十七年的"白衣居士"的序,到乾隆二十八年沈之炜的跋,再到嘉庆十四年由"沈之炜丹彩氏参"的《温热病指南集》的出版,从时间、体例、内容、署名等方面形成了一条似乎可采信的证据链,加之上述其他方面的佐证,《温热病指南集》第三篇仍为陈平伯所著的可能性较大。

"钱本"的校注刊行者钱培荪云:"只论是非,毋问真伪。"笔者从之而云:"只论学术,毋问作者。"此乃无奈之举耳!

4.《温热病指南集》的学术价值及影响

《温热病指南集》学术价值颇高,影响面甚广,确如门径指南,其用大焉!

全书虽仅1册,内容已括3篇。其中《温热病大意》

首明"医门缺典"、"温热病之不可不急讲"之时代现状，继则深刻阐述《内经》"冬不藏精，春必病温"之要旨，阐明温热病与六淫四气的关系及与伤寒之不同，提出"辛凉"、"泄热"为温热病的治疗大法，其理虽深而明，其意虽广而要，其温热大意备矣！

《风温证条例》与《湿温证条例》虽仅曰风温与湿温两证（后观温病学说，此处亦可称为风温病与湿温病），实乃两大证候群。群者，众也，该两大证候群囊括临床常见的众多主要证候，临床使用价值极高。当今温病学家将温病分为温热与湿热两大类别，纯热无湿者为温热，有热又有湿者为湿热。此说之据明清为多，叶天士与薛生白贡献颇大，但二人均未明确提出分类之说。陈平伯何以弃众多温病之病证而仅论风温与湿温两证（病）？较为合理的解释是此两证可代表温病的两大类别。风温是温热类温病的代表病，多发于冬春，湿温是湿热类温病的代表病，多发于长夏秋初，是以四季尽括，温、湿囊概矣！故此，以笔者拙见，《温热病指南集》在温病病种总体上的分类具有划时代的意义，对于临床上执简驭繁地辨证用药，具有重要的指导意义。

《温热病指南集》字数不多，然内容不少，其言简，其意赅。今以《温热病指南集》中第二、三两篇的提纲为例进行探讨。第二篇提纲："风温为病，春月与冬季居多，或恶风或不恶风，必身热、咳嗽、烦渴，此风温证之提纲也。"此提纲指明了风温的多发季节，点出了风温的初起特点，强调了风温的必具主症，揭示了风温的病机要领，称为提纲恰如其分〔郭选贤，李琳荣．风温病提纲初探．《北京中医学院学报》，1990；（3）：19－20〕。第三篇提纲："湿温证，始恶寒，后但热不寒，汗出胸痞，舌苔白或黄，口渴不引饮，此湿温证之提纲也。"该提纲之条文列举出了湿温初期的典型症状。提纲下的自注指出了湿温的病因、受邪途径及病变中心，指明了湿温的发病机理，阐明了湿温的正局与变局及与温病、伤寒的区别。这些真知灼见，堪称经典之论。除此两条提纲外，《温热病指南集》尚有41条条文，条条切合临床，句句理深意明。正如钱培荪先生于光绪元年仲秋所言，《温热病指南集》"语简意赅，活人家宜奉为圭臬也"。

《温热病指南集》初刻后，先后有十几个版本问世，对传播温病学术，防治温病，保护人民健康起了很大的作用。尤其是被王孟英《温热经纬》收录后，《温热病指南集》更是声名远扬，引起了中医学界的广泛重视。王氏称："陈氏此篇与鞠通《条辨》，皆叶氏之功臣。"全国《温病学》（五版）教材以《陈平伯外感温病篇》的篇名载录了《温热病指南集》中的《风温证条例》。五版以后的全国《温病学》教材均从《温热经纬》中选载了《薛生白湿热病篇》。近些年新出版的温病学著作如《温病大成》等，也将《温热病指南集》收录其中。各种中医期刊，亦不断有关于《温热病指南集》的学术论文面世，可见《温热病指南集》的影响力正在与日俱增。

5. 此次对《温热病指南集》进行整理校注的意义

《温热病指南集》初刻本问世后，虽版本不少，但以初刻本《温热病指南集》为底本进行精校精注者尚未觅见。钱培荪所校刊的"钱本"，乃是以其祖钱树芝之本为底本，取"赘言本"为校本而成，总体上以校正字词为主，注者鲜见。《中国医学大成》所收之《温热病指南集》，其所据的版本又为"钱本"，仅收录而已。《温热经纬》本所辑之《温热病指南集》中的前两篇内容不全，实为一节录本，而第三篇与初刻本相比，悬殊甚大。且以上三种版本，皆为繁体古文，今人阅读不便。2007年福建所出《温病大成》中所载之《温热病指南集》虽是以初刻本为底本，为读者提供了一部接近原刻的全书，但仅进行校点而鲜有注释。其他版本校勘价值不大，此不赘述。本次校注，以初刻本为底本，不但进行了点校，而且进行了尽量详尽的注释。按照课题组要求，最终目标是形成规范的简体横排的通行本、传世本，目标虽高，然可激励笔者尽量少出谬误，若竹头木屑，能利兵家，则吾愿足矣！

总 书 目

医 经

内经博议

内经精要

医经津渡

灵枢提要

素问提要

素灵微蕴

难经直解

内经评文灵枢

内经评文素问

内经素问校证

灵素节要浅注

素问灵枢类纂约注

清儒《内经》校记五种

勿听子俗解八十一难经

黄帝内经素问详注直讲全集

基础理论

运气商

运气易览

医学寻源

医学阶梯

医学辨正

病机纂要

脏腑性鉴

校注病机赋

内经运气病释

松菊堂医学溯源

脏腑证治图说人镜经

脏腑图书症治要言合璧

伤寒金匮

伤寒大白

伤寒分经

伤寒正宗

伤寒寻源

伤寒折衷

伤寒经注

伤寒指归

伤寒指掌

伤寒选录

伤寒绪论

伤寒源流

伤寒撮要

伤寒缵论

医宗承启

伤寒正医录

伤寒全生集

伤寒论证辨

伤寒论纲目

伤寒论直解

伤寒论类方

伤寒论特解

伤寒论集注（徐赤）

伤寒论集注（熊寿试）

伤寒微旨论

伤寒溯源集

伤寒启蒙集稿

伤寒尚论辨似

伤寒兼证析义

张卿子伤寒论

金匮要略正义

金匮要略直解

高注金匮要略

伤寒论大方图解

伤寒论辨证广注

伤寒活人指掌图

张仲景金匮要略

伤寒六书纂要辨疑

伤寒六经辨证治法

伤寒类书活人总括

订正仲景伤寒论释义

张仲景伤寒原文点精

伤寒活人指掌补注辨疑

脉诀汇辨

脉经直指

脉理正义

脉理存真

脉理宗经

脉镜须知

察病指南

崔真人脉诀

四诊脉鉴大全

删注脉诀规正

图注脉诀辨真

脉诀刊误集解

重订诊家直诀

人元脉影归指图说

脉诀指掌病式图说

脉学注释汇参证治

诊　　法

脉微

玉函经

外诊法

舌鉴辨正

医学辑要

脉义简摩

针灸推拿

针灸全生

针灸逢源

备急灸法

神灸经纶

推拿广意

传悟灵济录

小儿推拿秘诀

太乙神针心法

针灸素难要旨

杨敬斋针灸全书

本　草

药鉴

药镜

本草汇

本草便

法古录

食品集

上医本草

山居本草

长沙药解

本经经释

本经疏证

本草分经

本草正义

本草汇笺

本草汇纂

本草发明

本草发挥

本草约言

本草求原

本草明览

本草详节

本草洞诠

本草真诠

本草通玄

本草集要

本草辑要

本草纂要

识病捷法

药性纂要

药品化义

药理近考

食物本草

见心斋药录

分类草药性

本经序疏要

本经续疏证

本草经解要

青囊药性赋

分部本草妙用

本草二十四品

本草经疏辑要

本草乘雅半偈

生草药性备要

芷园臆草题药

新刻食鉴本草

类经证治本草

神农本草经赞

神农本经会通

神农本经校注

药性分类主治

艺林汇考饮食篇

本草纲目易知录

汤液本草经雅正

新刊药性要略大全

淑景堂改订注释寒热温平药性赋

方　书

医便

卫生编

袖珍方

仁术便览

古方汇精

圣济总录

众妙仙方

李氏医鉴

医方丛话

医方约说

医方便览

乾坤生意

悬袖便方

救急易方

程氏释方

集古良方

摄生总论

辨症良方

活人心法（朱权）

卫生家宝方

寿世简便集

医方大成论

医方考绳愆

鸡峰普济方

饲鹤亭集方

临症经验方

思济堂方书

济世碎金方

揣摩有得集

亟斋急应奇方

乾坤生意秘韫

简易普济良方

内外验方秘传

名方类证医书大全

新编南北经验医方大成

临证综合

医级

医悟

丹台玉案

玉机辨症

古今医诗

本草权度

弄丸心法

医林绳墨

医学碎金

医学粹精

医宗备要

医宗宝镜

医宗撮精

医经小学

医垒元戎

医家四要

证治要义

松厓医径

扁鹊心书

素仙简要

慎斋遗书

折肱漫录

丹溪心法附余

方氏脉症正宗

世医通变要法

医林绳墨大全

医林纂要探源

普济内外全书

医方一盘珠全集

医林口谱六法秘书

温　病

伤暑论

温证指归

瘟疫发源

医寄伏阴论

温热论笺正

温热病指南集

寒瘟条辨摘要

内　科

医镜

内科摘录

证因通考

解围元薮

燥气总论

医法征验录

医略十三篇

琅嬛青囊要

医林类证集要

林氏活人录汇编

罗太无口授三法

芷园素社痎疟论疏

女　科

广生编

仁寿镜

树蕙编

女科指掌

女科撮要

广嗣全诀

广嗣要语

广嗣须知

宁坤秘籍

孕育玄机

妇科玉尺

妇科百辨

妇科良方

妇科备考

妇科宝案

妇科指归

求嗣指源

坤元是保

坤中之要

祈嗣真诠

种子心法

济阴近编

济阴宝筏

秘传女科

秘珍济阴

女科万金方

彤园妇人科

女科百效全书

叶氏女科证治

妇科秘兰全书

宋氏女科撮要

茅氏女科秘方

节斋公胎产医案

秘传内府经验女科

外科百效全书

外科活人定本

外科秘授著要

疮疡经验全书

外科心法真验指掌

片石居疡科治法辑要

儿　　科

婴儿论

幼科折衷

幼科指归

全幼心鉴

保婴全方

保婴撮要

活幼口议

活幼心书

小儿病源方论

幼科医学指南

痘疹活幼心法

新刻幼科百效全书

补要袖珍小儿方论

儿科推拿摘要辨症指南

伤　　科

伤科方书

接骨全书

跌打大全

全身骨图考正

眼　　科

目经大成

目科捷径

眼科启明

眼科要旨

眼科阐微

眼科集成

眼科纂要

银海指南

明目神验方

银海精微补

医理折衷目科

证治准绳眼科

鸿飞集论眼科

眼科开光易简秘本

眼科正宗原机启微

外　　科

大河外科

外科真诠

枕藏外科

外科明隐集

外科集验方

外证医案汇编

咽喉口齿

咽喉论

咽喉秘集

喉科心法

喉科杓指

喉科枕秘

喉科秘钥

咽喉经验秘传

养　生

易筋经

山居四要

寿世新编

厚生训纂

修龄要指

香奁润色

养生四要

养生类纂

神仙服饵

尊生要旨

黄庭内景五脏六腑补泻图

医案医话医论

纪恩录

胃气论

北行日记

李翁医记

两都医案

医案梦记

医源经旨

沈氏医案

易氏医按

高氏医案

温氏医案

鲁峰医案

赖氏脉案

瞻山医案

旧德堂医案

医论三十篇

医学穷源集

吴门治验录

沈芊绿医案

诊余举隅录

得心集医案

程原仲医案

心太平轩医案

东皋草堂医案

冰壑老人医案

芷园臆草存案

陆氏三世医验

罗谦甫治验案

周慎斋医案稿

临证医案笔记

丁授堂先生医案

张梦庐先生医案

养性轩临证医案

养新堂医论读本

祝茹穹先生医印

谦益斋外科医案

太医局诸科程文格

古今医家经论汇编　　　　　　证治合参

莲斋医意立斋案疏　　　　　　宝命真诠

医　史　　　　　　　　活人心法（刘以仁）

医学读书志　　　　　　　　　家藏蒙筌

医学读书附志　　　　　　　　心印绀珠经

综　合　　　　　　　　雪潭居医约

元汇医镜　　　　　　　　　　嵩厓尊生书

平法寓言　　　　　　　　　　医书汇参辑成

寿芝医略　　　　　　　　　　罗氏会约医镜

杏苑生春　　　　　　　　　　罗浩医书二种

医林正印　　　　　　　　　　景岳全书发挥

医法青篇　　　　　　　　　　新刊医学集成

医学五则　　　　　　　　　　寿身小补家藏

医学汇函　　　　　　　　　　胡文焕医书三种

医学集成　　　　　　　　　　铁如意轩医书四种

医经允中　　　　　　　　　　脉药联珠药性食物考

医钞类编　　　　　　　　　　汉阳叶氏丛刻医集二种